# 调好肝脾肾
# 养足精气神

主 编 许庆友

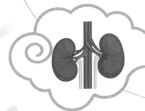

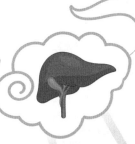

江苏凤凰科学技术出版社 · 南京

# 图书在版编目（CIP）数据

调好肝脾肾　养足精气神 / 许庆友主编 . -- 南京：
江苏凤凰科学技术出版社 , 2025. 2. -- ISBN 978-7
-5713-4719-2

Ⅰ . R212

中国国家版本馆 CIP 数据核字第 2024HZ5032 号

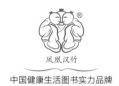

凤凰汉竹

中国健康生活图书实力品牌

**调好肝脾肾　养足精气神**

| | |
|---|---|
| 主　　　编 | 许庆友 |
| 全 书 设 计 | 汉　竹 |
| 责 任 编 辑 | 刘玉锋　赵　呈 |
| 特 邀 编 辑 | 蒋静丽　石　秀　黄少泉 |
| 责 任 设 计 | 蒋佳佳 |
| 责 任 校 对 | 仲　敏 |
| 责 任 监 制 | 刘文洋 |

| | |
|---|---|
| 出 版 发 行 | 江苏凤凰科学技术出版社 |
| 出版社地址 | 南京市湖南路 1 号 A 楼，邮编：210009 |
| 出版社网址 | http://www.pspress.cn |
| 印　　　刷 | 苏州工业园区美柯乐制版印务有限责任公司 |

| | |
|---|---|
| 开　　　本 | 720 mm×1 000 mm　1/16 |
| 印　　　张 | 11 |
| 字　　　数 | 220 000 |
| 版　　　次 | 2025 年 2 月第 1 版 |
| 印　　　次 | 2025 年 2 月第 1 次印刷 |

| | |
|---|---|
| 标 准 书 号 | ISBN 978-7-5713-4719-2 |
| 定　　　价 | 39.80 元 |

图书如有印装质量问题，可向我社印务部调换。

# 导 读

主　编　**许庆友**　　副主编　**王　筝　强盼盼**

　　肝脾肾在中医脏腑养生中占据很重要的地位。首先，很多慢性病的产生其实与肝脾肾失调有关，养好肝脾肾，有助于摆脱慢性病的困扰。其次，肝脾肾是脏腑养生的基础，调好肝脾肾，其他脏腑都会跟着受益，相当于通调全身。最后，肝脾肾之间关系密切，三者之间能互相滋养、互相影响，所以肝脾肾同调，能达到事半功倍之效。

　　本书选取了肝脾肾容易出现的问题和典型症状表现，帮助读者通过身体异常信号识别疾病。另外，书中针对具体病症给出多种中医调理方法，如养生食疗、穴位按摩、中药方剂等，方便读者在家自诊自疗，是一本非常实用的养生指导用书。

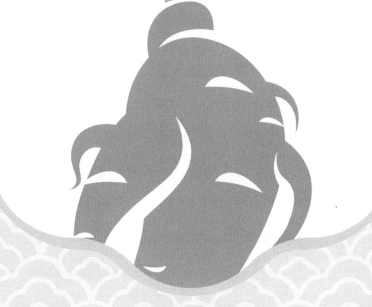

脏腑养生

症状表现

互相滋养

经典方剂

穴位调养

饮食调理

# 目录

## 第一章 养生先调肝脾肾

## 五脏之间的相互化生关系 —————— 8

# 养肝就是养命 —— 第二章 ——

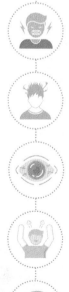

# 脾不虚，病不扰 — 第三章 —

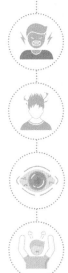

# 养好肾，防衰老 — 第四章 —

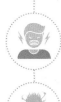

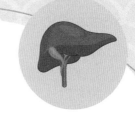

# 第一章

# 养生先调肝脾肾

　　暴饮暴食、经常熬夜、爱生闷气……生活中的不良习惯会在无形中伤害我们的脏腑，肝脾肾更是首当其冲。本章从肝脾肾本身的功能特性以及与其他脏腑的关系入手，以说明肝脾肾的重要性。如果肝脾肾功能不佳，容易引起很多慢性病，比如高血压、糖尿病、肝硬化等，所以我们在调理身体时应该重视肝脾肾的调养。

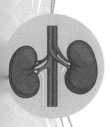

# 肝脏好，五脏六腑气机畅

　　肝脏在《黄帝内经·素问》中被称为"将军之官"，具有疏泄、藏血、决断、解毒的作用和"体阴而用阳"的特性。肝为五脏之一，故肝体为阴。肝主疏泄，其气主升主动，性喜条达，具有温煦、上升、运动、宣散等功能，故肝用为阳。所以肝脏好，五脏六腑的气机也是通畅的。

## 肝主疏泄

　　肝主疏泄，是中医对肝脏属性柔和、条达、不郁不亢生理状态的概括，它直接关系着人体气机"升降出入"的调畅。肝主疏泄的功能，反映了肝主升、主动的生理特点，影响全身气机的调畅以及血和津液的运行。肝主疏泄的功能主要体现在以下四个方面。

　　**第一是调畅气机。**全身每个地方都要有气机升降出入的正常运行，而气机正常运行需要肝脏的疏泄功能予以调节。肝的疏泄功能减退，气机就会郁结，容易出现胸胁、乳房或小腹胀痛不适等症状；肝疏泄升发太过也不好，肝气的升发太过，容易出现头目胀痛、面红目赤、易怒等症状。

　　**第二是对血的运行和津液的输布、代谢起到推动和调节作用。**肝气郁结后，血行不畅，会形成瘀血。女性表现为月经不正常，容易出现推迟、色黑、有血块、痛经等。瘀血阻络可影响气血津液的输布，而津液的输布、代谢不正常，会产生痰饮、水肿。

　　**第三是促进脾胃运化。**肝与脾胃关系密切，肝的疏泄功能好，脾胃功能就正常。假如肝的疏泄功能出现障碍，脾胃运化就会受到影响，表现为纳差、腹胀、便秘等。

　　**第四是调畅情绪。**《黄帝内经·素问》说"百病生于气也"，强调的就是肝的疏泄功能和情绪之间的关系。假如疏泄功能减退，就容易肝郁，日久化火，容易急躁、发怒，继而引发各种各样的问题。

# 肝主藏血

肝有贮藏血液和调节血量的功能。当人体在休息或情绪稳定时，机体的需血量减少，大量血液贮藏于肝脏；当劳动或情绪激动时，机体的需血量增加，肝脏就会排出其所贮藏的血液，以供应机体活动的需要。若肝藏血的功能异常，则会引起血虚或出血的病变。比如，肝血不足时，不能濡养于目，则两目干涩昏花，或为夜盲。

# 肝主筋

肝主筋，是说全身筋膜的弛张收缩活动与肝有关。中医认为，人体筋膜的营养来源于肝脏。肝的血液充盈，筋膜得养，功能才能正常，从而使得筋骨强健，运动有力，关节活动灵活自如。故足受血而能步，掌受血而能握，指受血而能摄。若肝有病变，肝血不足，筋膜失养，可引起肢体麻木、运动不利、关节活动不灵或肢体屈伸不利、筋脉拘急、手足震颤等症状。

由于肝主筋，与运动有关，因此，又有"肝为罢极之本"的说法。罢极，即耐受疲劳之意。人的运动能力属于筋，又称之为"筋力"，即体力。

# 脾脏好，气血充足精气旺

脾脏好的人，一般气血畅通、充足，看起来总是面色红润、精力旺盛，而且睡眠状况也很好。脾在中医中被称为"后天之本""气血运化之源"，这与脾脏主运化、主统血的功能是分不开的。脾与胃相表里，同为气血生化之源。中医所讲的脾胃，实际上并不是单指两个脏腑，而是指整个消化系统，主要包括胃、大肠、小肠等，所以中医强调脾胃同调。

## 脾主运化

脾主运化，运就是转运输送，化就是消化吸收。脾的运化功能可分为运化水谷和运化水湿两个方面。

### 运化水谷

运化水谷，是指对饮食之物进行消化和吸收。中医认为人体的消化功能与脾、胃、小肠等脏腑都有关系。无论是从生理角度，还是从病理角度来说，脾是消化系统的主要器官，人体的消化功能主要归属于脾。中医以五脏为中心，脾运化水谷精微，这些精微物质维持着五脏六腑、四肢百骸和皮毛筋骨等脏腑器官的生理功能。

### 运化水湿

运化水湿，是指脾对水液的吸收、转输布散和排泄的作用。脾的运化水湿功能，可以概括为两个方面：一是摄入体内的水液，需经过脾的运化转输，气化成为津液，并输布于肺，通过心、肺而布达周身脏腑器官，发挥其濡养、滋润的作用。二是将全身各组织器官利用后的水液，及时地输送到相应的器官（如肺、肾、膀胱、皮毛等），变成汗液和尿液等排出体外。因此，在水液代谢的全部过程中，脾都发挥着枢纽的作用，促进着水液的循环和排泄。

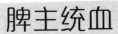

# 脾主统血

脾主统血，是指脾气有统摄、控制血液在脉中正常运行而不溢出脉外的功能。脾气是一身之气分布到脾脏的一部分，一身之气充足，脾气必然充盛；而脾气健运，一身之气自然充足。气足则能摄血，故脾统血与气摄血是统一的。

脾气健旺，运化正常，气生有源，气足而固摄作用健全，血液则循脉运行而不溢出脉外。若脾气虚弱，运化无力，气生无源，气衰而固摄功能减退，血液失去统摄就可能导致出血。

# 脾气主升

脾气主升，即脾气的功能特点以向上升举为主，它包括两个方面的内容。

**一是脾主升清。** "清"是指水谷精微营养物质，而"升清"即精微物质的上升布散。脾的升清功能正常，则各脏腑组织器官得到足够的物质营养，功能活动才能运行。

**二是对人体各内脏位置的维持。** 中医学认为，脏腑能固定于一定的部位，全赖于脾气主升的生理作用。这是因为支持和固定这些内脏的肌肉、韧带、筋膜，也要依靠脾运化生成的水谷精微的充养，才能强健有力。

# 脾主肌肉

脾运化水谷精微和津液，以化生气血，并将其输送布散到全身各处的肌肉中，以供应肌肉的营养，保证肌肉活动充足的能量，使肌肉发达丰满，壮实有力。若脾的运化功能失职，肌肉失去滋养，则肌肉逐渐消瘦，甚则痿软松弛。

# 肾脏好，先天充沛根底壮

肾被认为是人的先天之本，《难经》中也说：所谓生气之原者，谓十二经之根本也，谓肾间动气也。"动气"也就是肾中所含的元阴、元阳，是人安身立命的根本物质，也是促进人体生长发育的根本动力，是先天之精。肾有封藏的特性，而肾主藏精的功能也是肾主水、主纳气、主骨的基础。

## 肾主藏精

中医认为肾藏精，肾精可以濡养五脏，繁衍生命，化生精血和精气。而肾精包括先天之精和后天之精。先天之精来源于父母，也就是上面提到的元阴和元阳，与人的生长发育和生殖有关；后天之精来源于水谷精微。先天之精与后天之精相互依存，相互为用。先天之精只有得到后天之精的补充滋养，才能充分发挥其生理作用；后天之精也只有得到先天之精的资助，才能源源不断地化生。

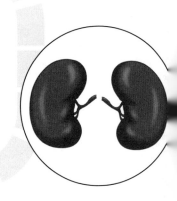

## 肾主水

《黄帝内经·素问》说"肾者水脏，主津液"。肾主水是指肾有主持和调节人体水液代谢的功能，主要体现两个方面：一是将水谷精微中具有濡养滋润脏腑组织作用的津液输布周身；二是将各脏腑组织代谢利用后的浊液排出体外。这两方面都要依赖于肾的气化作用才能完成，所以肾主水也被称为"肾的气化作用"。

如果肾中精气蒸腾气化失常，就会引起小便代谢障碍。比如，肾气不固会导致尿频，气化不利容易引起癃闭，就是尿少或尿不出来，水液不能正常代谢就会引起水肿。不仅是小便，大便和肾的气化功能也有关系。比如，经常腹泻的人，天不亮就开始拉肚子，有可能是肾阳虚引起的。

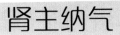

## 肾主纳气

　　人体的呼吸虽然由肺主管，但中医认为肺司呼吸的功能也要依赖于肾纳气的作用。由肺吸入的清气必须下达到肾，由肾来摄纳，这样才能保持呼吸运动的平稳和深沉，从而保证体内外气体得以正常交换。

　　呼吸进出的气，虽主在肺，但根在肾。肾气足所以肺气充，反过来讲，肾气亏损就不能助肺吸气，人就会产生呼多吸少，并且吸气时有不能下达丹田的感觉。无论是肾气虚衰，摄纳无权，气浮于上，还是肺气久虚，久病及肾，都会导致肾的纳气功能失常，出现呼吸表浅或呼多吸少、一动就气喘等病理表现，称为"肾不纳气"。临床上在治疗严重的呼吸系统疾病的时候，特别对于有喘、乏力等表现的虚证，不仅要补肺气，还要补肾。

## 肾主骨

　　骨骼起支撑人体的作用，为身体的支架。骨之所以能有这样的作用，依赖于骨髓的营养。骨髓由肾精所化生，为"肾主骨"提供了物质基础。所以肾精充足，骨髓就会充足，骨骼的营养也才会充足，骨骼才会强壮。

　　有一种说法叫"齿为骨之余"。牙齿是外在的骨头，牙齿的好坏反映了骨骼的好坏，也反映了肾精气的盛衰。如果肾精气亏虚了，牙齿就会出现松动、脱落的问题。老年人牙齿容易脱落，就是肾精气亏虚的表现。

# 五脏之间的相互化生关系

人体是一个有机整体，五脏之间通过生克制化关系维持其生理功能，在病变上也必然相互影响，某脏有病可能会传至他脏，他脏疾病也可以传至本脏。所以，五脏之间关系密切，彼此相互联系，相互影响，没有一个是孤立的。

## 脾肾互助，脾好肾也好

在五行理论中，脾属土而肾属水，二者之间的关系为土克水。但是肾中有命门之火，又有温煦脾土的作用，所以脾与肾之间的关系可以归纳为以下三个方面。

**其一为命门之火能生脾土。**命门与脾之间的关系就像是生火做饭一样，脾胃就是做饭用的锅，而命门就是那把热饭的火，有了命门之火，脾胃才能运化腐熟食物。假如命门之火不旺了，无法温养脾胃，则身体不仅会出现肾虚的症状表现，还会有腹泻的情况出现。另外，肾水还有滋养脾土的作用，因此，脾胃的受纳、运化功能，与命火、肾水都有关系。

**其二为脾土能制肾水。**脾土可以制约水液，只有脾土作为"堤"的作用正常，肾水才不会肆意"泛滥"，水液也就能正常代谢。

**其三为脾肾的相互化生关系。**肾为先天之本，脾为后天之本。脾化生精微的功能依赖于肾阳的推动，故有"脾阳根于肾阳"之说。肾中精气亦有赖于水谷精微的充养，才能不断充盈和成熟。脾与肾相互资助，相互促进，即先天生后天，后天养先天。脾肾的相互化生关系如下图所示。

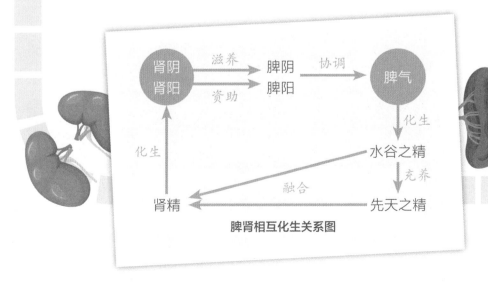

脾肾相互化生关系图

# 肝肾同源，养肝的同时要养肾

　　许多人调理肾脏的时候，只一味想着补肾，而忽略对肝脏的调养。其实中医上有"肝肾同源"的理论。肝与肾在五行生克关系上有母子相生关系，肝属木，肾属水，水能生木，故肾为肝之母，肝为肾之子，母实则子壮，水涵则木荣。故称"肝肾同源"，又称为"乙癸同源"。

　　肝肾共同起源于先天之精，且共受脾胃生化的后天之精以及肾精的充养。肾精充足，肝血就可以得到滋养；肝血充盈，使血能化精，肾精才能充足。也就是说，肝血的化生有赖于肾中精气的气化，肾中精气的充盛也有赖于肝血的滋养。

　　肝与肾关系密切，病理上，肝病可传于肾，肾病亦可累及于肝。例如，慢性肝炎患者常出现腰膝酸软、关节疼痛等肾虚症状；而肾虚患者也常出现头晕耳鸣、两目干涩等肝虚症状。所以中医在治疗和调理相关疾病时，会讲究肝肾同治。若是肝脏不好，会采用滋肾养肝的方法，通过滋养肾阴来涵养肝木；若是肝火旺盛、肾阴不足，则采用泻肝补肾的方法，通过清泻肝火来保护肾阴。

　　在功能方面，肝司疏泄而肾主封藏，两者相反相成，互相调节，保持了男精女血平衡活动状态。肾主封藏则人体精血充盈，为男育女孕提供了物质基础；肝司疏泄，则精液施泄有度，经血按期而下，维持了男女正常的生理规律。肝肾的相互化生关系如下图所示。

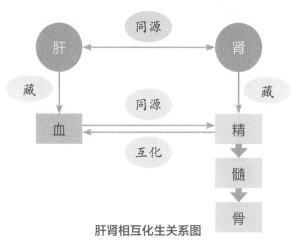

肝肾相互化生关系图

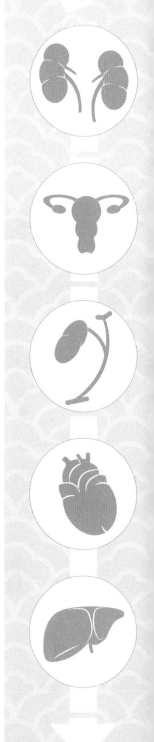

# 肝脾相连，肝舒脾也健

肝属木，主疏泄、藏血；脾属土，主运化、生血、统血。二者之间相互影响、相互制约，疏泄与运化共用，共同调节血液的生成、贮藏和运行。一方面，肝木借脾土以滋；另一方面，肝木又克脾土。二者之间克而有度，相互协调。

在运化、疏泄方面，肝的疏泄功能正常，有助于脾胃的升降和运化，使饮食物得以正常消化和吸收。脾的运化功能为肝提供充足的营养和能量，使肝能够正常地发挥疏泄作用。这种相互协调的关系，保证了人体气血的正常运行和脏腑组织的正常生理功能。若肝失疏泄，则脾失健运；若脾土壅滞，则肝气疏泄不利，两种情况均可导致肝脾不和，影响饮食之物的消化吸收，出现纳呆腹胀、肠鸣泄泻之症。

在统血方面，脾主运化生血，血足则肝有所藏；肝主疏泄促进脾运化，助血液化生。肝藏血以调节血量，血液藏泄有度；脾统血防止血溢脉外，能保障血液运行。肝与脾在调节血液生成、运行等方面相互协调，维持血液的生理功能。肝脾疾病，常影响血液生成及运行，导致血虚或失血诸证。肝脾的相互化生关系如下图所示。

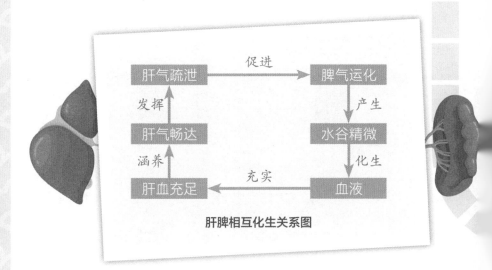

**肝脾相互化生关系图**

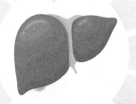
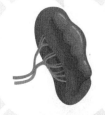

# 肝脾互制，肝不好脾也难逃

## 肝病及脾

中医认为肝病会影响脾，原因不外乎两种。一是肝太亢盛会克制脾胃，多和感受风邪、恼怒所伤有关。这种病理情况在临床上较为常见，即病邪在肝引发自身之疾随后传至脾胃而出现诸多脾胃疾病。二是脾胃太虚而受肝邪，如劳倦、情志所伤、久病摄入不足等原因。正如张景岳所说："肝邪之见，本由脾胃之虚，使脾胃不虚，则肝木虽强，必无乘脾之患。"

肝病传脾导致的病症有很多种，常见的有脘腹胀满疼痛、食纳异常、泄泻、呕吐、吞酸、身痛体重、肿胀、鼓胀、黄疸、癃闭、小儿惊搐、妇人白带等。

## 脾病及肝

邪气犯脾，脾气阻滞，则影响肝之疏泄；脾失健运，不能助肝疏达，必然导致肝气郁结。脾病影响肝主要是因脾病传肝。

《黄帝内经·素问》就记载了脾脏因受寒、热之邪而移于肝脏的症状。脾受寒邪，则气血凝滞，脾气有余，反侮肝木，肝主筋，故出现"筋挛"，即谓"脾移寒于肝，痈肿，筋挛。"若脾中之热移于肝，肝病主惊骇，肝热而血上逆，则可见"惊衄"[1]，即谓"脾移热于肝，则为惊衄"。

---

[1]惊衄：衄念"nǜ"，为病症名。脾移热于肝所致惊而鼻中出血之症。

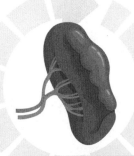
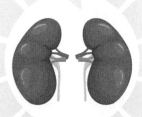

# 脾肾同治，脾不好肾也遭殃

### 肾病及脾

肾病传脾，主要表现于火不生土。肾阳虚衰、命门火亏，肾阳失其温煦蒸腾之功，则直接影响脾胃运化功能，临床上常见腹部冷痛、下利清谷、五更泄泻等病症。

若是进一步发展，肾不化气行水，脾土不能制水，而致阳虚水泛，就会形成严重的水肿。此外，土旺乘水也与胃实有关，也就是所谓的"土燥水竭"。

### 脾病及肾

脾病及肾主要涉及气血生化和水液代谢。脾为后天之本、气血生化之源，肾为先天之本、主藏精气，两者先后天互相滋养，脾所化生的气血，可以濡养肾脏，以维持肾脏藏精纳气之职；脾病气血生化不足，则不能补充肾精，日久会导致肾精亏虚。脾肾两脏共同主持水液代谢，由脾所运化的水液下输于肾，经肾的气化作用，清者上归于心肺，浊者下输膀胱化为尿液排出体外，脾虚则水饮内停，肾不能主水而见水肿、癃闭等。

# 肝肾同病，肾不好肝也受损

## 肾病及肝

肾病及肝的病理变化，主要表现在以下三个方面。

**第一是肝肾阴虚，水不涵木。**肝肾精血同源，但血由精化，若肾精不足或肾阴不足，可导致肝阴不足或肝血亏虚，从而导致肝肾阴虚之证。其主要症状有目涩眼花、口干咽燥等。若病情进一步发展，则可因水不涵木而致肝阳上亢，从而出现头痛、头胀、眩晕，甚至昏迷、抽搐和脑卒中等病症。

**第二是闭藏与疏泄关系失调。**肾的闭藏与肝的疏泄功能相互制约，相反相成。女性能按时来月经，男性能正常排精，均与肝肾的闭藏与疏泄功能密切相关。若二者功能失调，则女性月经周期失常，经量过多或闭经；男性遗精滑泄，或阳强不泄等。

**第三是寒邪犯肝，肝失温煦。**肾经寒邪客于肝经，可致寒滞肝脉、筋脉挛急、腹痛里急；命门火衰，肝失温煦，可致腰膝酸软、呕吐涎沫。

## 肝病及肾

中医认为肝乃肾子，子伤则盗母气，所以肝受损也会影响到肾。但是除此之外，肝病迁延日久，可能会引起肾脏阳气虚衰的变化，这也不容忽视，如长期的肝硬化可能会导致肝肾综合征。

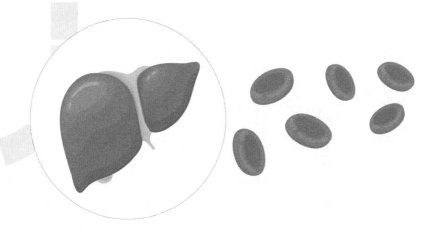

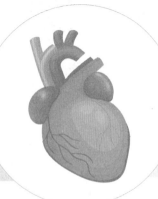

# 心肾相交，水火相济

中医上常讲心肾相交，是指心阳下交于肾以资助肾阳，抑制肾阴而使肾水不寒；肾阴上济于心以资助心阴，抑制心阳而使心火不亢。如此，则心肾阴阳之间既对立又统一，共同维持人体阴阳平衡的协调关系。如果心肾之间阴阳水火升降失调，就被称为"心肾不交"，常见发热、口干口苦、心烦失眠等心火旺症状，以及腰膝酸痛、耳鸣、耳聋、潮热盗汗、舌红、脉细数等肾阴虚症状。

# 肺肾相生，调节呼吸与代谢

从五行角度来说，肺属金，肾属水，金生水，故肺肾关系被称为"金水相生"，又名"肺肾相生"。肺与肾的关系，主要体现于气和水。

肺司呼吸，肾主纳气。人体的呼吸运动虽然由肺所主，但需要肾的纳气作用来协助。只有肾气充盛，吸入之气才能下纳于肾，肺肾相互配合，才能完成呼吸这项活动。

肺为水之上源，肾为主水之脏。在人体水液代谢的过程中，肺肾共同发挥作用。水液经过肺的宣发和肃降，精微津液才能分散到各个组织器官，浊液则下归于肾而输入膀胱。肾为主水之脏，下归于肾之水液，通过肾的气化，清者升腾，再通过三焦输布体内，浊者变成尿液输入膀胱。肺肾密切配合，共同参与对水液代谢的调节，但是肾主水的功能更重要，所以有"其本在肾，其末在肺"的说法。

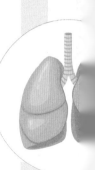

# 心脾同调，血行无忧

五行属性中心属火，脾胃属土，生克关系中是火生土，落实到脏腑而言，即是指心火可以温煦脾土，脾胃的纳化有赖于心阳的温煦，才能正常受纳腐熟运化；心火温煦脾土，使之运行不息，化生气血精微，以奉身生。

心火与脾土的另一个关系是主血与生血的关系。心主身之血脉，脾胃为气血生化之源，心所主之血取之于脾胃的供养，同时，血液运行于脉中，虽赖心气为之推动，亦赖脾气为之统摄，才能维持正常的运行。

# 脾肺相生，气化有源

脾胃与肺的关系是相生关系。脾胃属土，肺属金，土能生金。

肺所主之气，来源有两种：一是由口鼻所吸入的大自然之气，一是饮食水谷的精气。水谷之精气，全赖脾胃所化生，转输上注于肺。

脾为肺之母，肺为脾之子，而脾胃之纳运，也赖肺之宣发肃降。饮食入胃以后，水谷精微游溢于脾，脾又将其上输于肺，肺脏取其宣降之能，气化之职，清者上行，浊者下行，散布全身，营养脏腑，这样，脾胃之中的水湿不至于停滞潴留。也就是说，脾的运化功能与肺气的宣降是分不开的。

# 心藏血，肝血充足才心安

肝与心之间的关系，主要表现在血液和精神情志两个方面。

心主血的功能正常，肝有血藏，才能发挥其贮藏血液和调节血量的作用；肝的疏泄功能正常，血行通畅，有助于心主血脉的功能正常进行。

人的精神活动虽由心所主，但与肝的疏泄功能亦密切相关。血液是神的物质基础，心肝都有赖于血液的滋养；心肝均以阳用事，情志所伤，多易化火伤阴，因此心肝阴虚或心肝火旺常常相互影响或同时并见，临床表现出心悸心烦、惊悸不安、失眠多梦、急躁易怒等精神症状。

# 肝肺协调气血畅

肺与肝的相互关系，主要表现在气机之升降方面。

在生理上，肺位于膈上，主肃降，其气以下降为顺；肝位于下焦，主升发，其气以上升为顺。肝升肺降，相反相成，维持人体气机的调畅。如《医碥·五脏生克说》所说：气有降则有升，无降则无升，纯降则无升。何则？浊阴从肺右降，则胸中旷若太虚，无有窒塞。清阳得以从肝左升，是谓有降有升。

在病理上，若肝失疏泄，气郁化火，或肝升太过，气火上逆，均可循经上行，灼伤肺津，导致肺清肃失常，出现胁痛易怒、干咳或痰中带血，此谓"木火刑金"，或曰"肝火犯肺"。反之，肺失清肃，燥热下行，亦可影响肝，导致肝失条达，疏泄不利。而在咳嗽的同时，可兼见胸胁胀满引痛、眩晕、头痛、面红目赤等症。

# 养生主调肝脾肾

慢性病常常困扰着现代人的健康。然而，通过中医的理论可以发现，很多慢性病都是肝脾肾的问题，这和肝脾肾的功能有关。

首先，肝主疏泄，可以调节人体的气机。如果肝的功能出现异常，就会导致气滞血瘀，从而引发一系列疾病，比如，心血管疾病、颈椎病、肥胖等问题都与肝的功能异常有关。其次，脾主运化，可以消化和吸收食物，为人体提供营养物质。如果脾的功能出现异常，就会导致消化不良、营养不良等问题。最后，肾主藏精，可以保持人体的精气神充足。如果肾的功能出现异常，就会导致肾虚、水肿等问题。因此，调好肝脾肾能解决大部分慢性病的困扰。

另外，在中医上，五脏之间是互相影响的，肝、脾、肾调理好了，对调理心、肺也有益，这三个脏腑的协调工作也可以促进其他脏腑的正常运转。

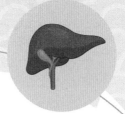

# 第二章

# 养肝就是养命

中药
调理

穴位
调理

　　有的人爱发脾气，一遇到事情就着急上火，这多半是肝的疏泄功能出了问题。气郁日久化热就会导致肝火旺，容易急躁、发怒，从而引起各种各样的问题，比如口苦、胸胁乳房胀痛等。女性爱生闷气，容易形成肝郁体质，会造成血行不畅，出现痛经、经血中有血块等问题。肝不好还会影响脾胃的运化，容易出现消化不良、腹胀、便秘等问题。本章选择与肝密切相关的常见问题，帮助大家分辨症状，并针对具体问题，从中药、穴位、饮食等多个方面给出调理方法，帮助大家养好肝脏，守护健康。

饮食
调理

# 常叹气、胸闷，说明需要疏肝了

有的人在生活中会有叹气的习惯，通常还容易伴随胸闷、失眠等问题。其实这些症状的出现并非偶然，叹气也可能不只是一种情绪的外露，而是肝气郁结的一种外在表现。

## 肝气郁结的原因及影响

肝气郁结在生活中比较常见，主要是由情志不畅引起的。人的情志舒畅主要靠肝的疏泄，如果肝的疏泄功能减退，就容易肝气郁结。另外，作息不规律，爱吃辛辣、油腻、刺激性的食物也容易导致肝气郁结。

肝气郁结造成的影响是比较突出的。因为肝主疏泄，对于气的升降出入起着平衡、协调的作用。肝气郁结，机体的脏腑、经络、器官等活动都会受影响。肝气郁结的人经常会有胁痛、胸闷、易怒、头晕、消化不良、失眠多梦等症状出现。

| 症状 | 急躁易怒 | 胸闷、头晕 | 纳呆食少 |
|---|---|---|---|
| |  |  | 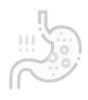 |
| 原因 | 肝不能及时疏泄，久郁不解，性情会受影响，变得易怒。 | 肝气郁结，气机不畅容易胸闷；气郁日久或暴怒，肝气升发过亢容易头晕。 | 肝气犯胃，导致脾胃失调，影响正常的消化与吸收，出现纳呆食少的症状。 |

## 肝气郁结的调理原则

肝气郁结的调理总原则是疏肝理气。

情志不畅是肝气郁结的主要原因，所以应多注意情志问题。肝气郁结者在日常生活中要注意保持良好的心态，避免情绪过于激动或者焦虑，以免病情加重。另外，还要保持良好的作息习惯，避免熬夜，保证充足的睡眠。

饮食上，肝气郁结者可以常吃茼蒿、番茄、柚子等有助于疏肝理气的食物，同时还可以适当吃些新鲜的蔬菜和水果，比如苦瓜、西瓜等，这对改善肝气郁结也有一定的帮助。

运动上，适当进行体育锻炼，比如游泳、慢跑、散步等，不仅可以促进体内血液循环，还可以缓解压力，调畅情志，对缓解肝郁有一定的帮助。

## 疏肝理气健身操

1. 双脚与肩同宽，将一只手放在后脑勺，肘尖尽量外展，另一只手从后背绕过去，两只手尽量接近，两个肘尖都尽量外展。

2. 身体向一侧慢慢往下压，保持这个姿势不要动，坚持10秒左右。

3. 慢慢地抬起身体，恢复原状，打开双手，两手向外伸展。

4. 左右手互换，另一只手放在后脑勺，重复之前的动作，坚持10秒左右。每天可以多做几组。

### 月经不调

肝的疏泄影响着冲任二脉的通利协调。肝失疏泄，气机不畅，容易影响血的运行，形成瘀血，会导致经行不畅、痛经等。

### 失眠多梦

肝气郁结日久，容易化火，化火以后会上扰心神，可能会引起失眠多梦。

### 胁肋胀痛

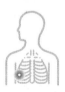

肝失疏泄导致气的运行不畅，络脉因此痹阻，从而出现胁肋胀痛，且疼痛游走不定。

# 疏肝中药方

中药调理的总原则在于疏肝解郁、调和气血，可以选择柴胡类方剂，如柴胡疏肝散。若有肝阴虚者，可选一贯煎；若肝郁伴随脾虚血虚者，可选逍遥散。

## 柴胡疏肝散

(组方) 陈皮（醋炒）、柴胡各6克，川芎、香附、枳壳（麸炒）、白芍各4.5克，甘草（炙）1.5克。

(用法) 水煎服，饭前服用。

(功效) 此方有疏肝理气、活血止痛的功效，主治肝气郁滞证引起的胁肋疼痛、胸闷、善太息、情志抑郁、易怒或嗳气等症状。

## 一贯煎

(组方) 川楝子4.5克，北沙参、麦冬、当归各9克，枸杞子9~18克，生地黄18~30克。

(用法) 水煎服。

(功效) 此方有滋养肝阴、疏肝理气的功效，主治肝阴虚、肝气不舒引起的胁下隐痛、嗳气吞酸、咽干口燥等症状。

## 逍遥散

(组方) 甘草（炙）15克，当归（炒）、茯苓、白芍、白术、柴胡各30克。

(用法) 将以上药材研为散，每次服6~9克，加姜（煨）、薄荷少许，共煎汤温服，每日3次。亦可作汤剂，水煎服，用量按原方比例酌减。

(功效) 此方有疏肝解郁、养血健脾的功效，主治肝郁血虚脾弱证引起的两胁作痛、头痛、目眩、口燥咽干、神疲食少或月经不调等症状。

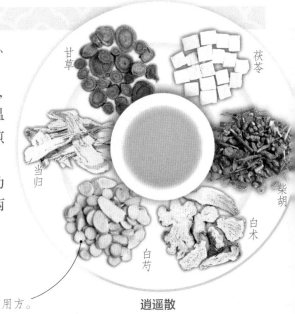

甘草　茯苓　当归　柴胡　白术　白芍

本方为疏肝养血和妇科调经的常用方。

逍遥散

# 理气穴位方

　　针对肝郁的患者，按摩是一种有效的辅助治疗方法，比如期门穴可疏肝理气、缓解疼痛，太冲穴可消火气、稳定情绪，经常按摩这些穴位可以在一定程度上缓解肝郁的症状。

## 期门穴

（取穴）仰卧或正坐位，自乳头垂直向下推 2 个肋间隙，按压有酸胀感处即是。

（方法）用拇指指腹以中等力度按压，然后逆时针转圈按揉，早晚各 1 次，每次按揉 5~10 分钟。

（功效）疏肝理气、健脾活血，经常按揉期门穴，不仅可以疏解肝气，还可以有效缓解郁闷情绪，对于容易生闷气的人来说较为实用。

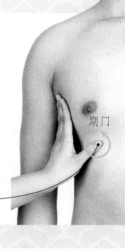

期门

常按此穴可缓解肋间神经痛。

## 太冲穴

（取穴）足背，沿第 1、第 2 趾间的横纹向后推，感觉到有明显凹陷处即是。

（方法）用拇指指腹以中等力度按揉，以产生酸胀感为佳。每日 1 次，每次按揉 10~15 分钟。

（功效）平肝泻热、疏肝养血，生气时按此穴，可以达到消气的作用。

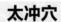

太冲

此穴能消肝火，缓解失眠。

## 足三里穴

（取穴）站位弯腰，同侧手虎口围住髌骨上外缘，其余 4 指向下，中指指尖处即是。

（方法）用拇指指腹按压住足三里穴，用力由轻渐重，连续而均匀地用力按压。

（功效）疏肝理气、通经止痛、强身定神，按摩此穴对于肝气郁结引起的食欲不振、失眠多梦、烦躁易怒、情绪紧张等有很好的缓解作用。

足三里

常按此穴可调畅气机。

# 疏肝解郁食疗方

　　肝气郁结者饮食要清淡、易消化，多吃新鲜的蔬菜、水果。可以选择玫瑰、月季、陈皮、山楂、白萝卜、茼蒿、芹菜、莲藕等调畅气机。肝气郁结还会引起失眠、口苦、消化不良等问题，可以选择对应的食材来缓解症状，比如百合可安眠，菊花可清热，佛手瓜、山药可调和脾胃等。

## 玫瑰陈皮茶

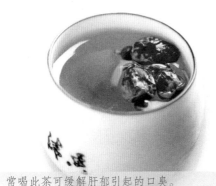

常喝此茶可缓解肝郁引起的口臭。

　　陈皮1片，玫瑰花5~8朵。陈皮浸泡30分钟，刮囊，煮30分钟，再加入玫瑰花浸泡即可。此茶适用于爱生气、郁闷、暴躁易怒的人群，这类人容易肝气不舒，从而影响脾胃，胃气上逆会导致口臭，此茶刚好可以疏肝理气、清降胃气。

### 陈皮

- 性温，味辛、苦，归脾经、肺经。
- 适合脾胃气滞、肝郁气滞者。
- 阴虚火旺、气虚、实热证者不宜食用。

## 白萝卜粥

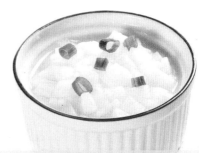

粳米可温中养胃，白萝卜可补肺益气，两者搭配有利于消化。

　　白萝卜半个，粳米50克，葱花、盐各适量。将白萝卜洗净，切成丝状或者丁状，过一遍热水。将粳米淘净入锅，煮至七成熟，然后将切好的白萝卜放入粳米中，熬煮至黏稠，最后撒上葱花，可依据口味添加一点儿盐。此粥消食化滞、疏肝理气，可辅助改善肝郁气滞引起的消化不良、胃胀等症状。

### 白萝卜

- 性凉，味辛、甘，归胃经、肺经、大肠经。
- 适合气滞腹胀者。
- 阴盛偏寒体质和脾胃虚寒者不宜食用。

## 玫瑰是行气解郁的佳品

玫瑰的作用有很多，除用于疏肝解郁以外，还能够促进血液循环，并且能缓解血瘀体寒引起的痛经。对于慢性胃肠道功能不全的患者，也可以起到促进消化、增进食欲的作用。

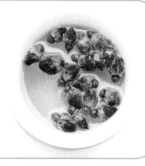

| 橘核玫瑰粥 | 佛手瓜炒鸡丝 |
| --- | --- |

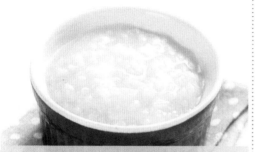

橘核和玫瑰都有理气的功效，调理气滞血瘀效果较好。

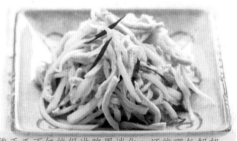

佛手瓜不仅能促进脾胃消化，还能理气解郁，改善睡眠。

橘核、玫瑰花各 10 克，粳米 100 克。将橘核和玫瑰花分别洗净，加适量水煎汁，去渣取汁。粳米淘洗干净，加入药汁和适量水一同煮成粥。此粥可疏肝理气、活血化瘀，有助于缓解肝气郁结引起的痛经和乳房胀痛。

佛手瓜 200 克，鸡胸肉 60 克，料酒、鸡蛋清、盐各适量。鸡胸肉洗净、切丝，用料酒、鸡蛋清腌制；佛手瓜洗净、切丝，焯烫一下。油锅烧热，加入鸡丝炒至变色，再加入佛手瓜丝翻炒至熟，最后加入盐炒匀即可。此菜可疏肝解郁、行气止痛，有助于缓解肝气郁结引起的失眠、消化不良。

### 玫瑰

- 性温，味甘、微苦，归肝经、脾经。
- 适合气滞血瘀患者。
- 月经量过多的女性不宜食用。

### 佛手瓜

- 性凉，味甘，归肺经、胃经、脾经。
- 适合高血压患者。
- 过敏体质、阴虚体热者慎食。

# 爱发脾气、头胀痛，你的肝火太大了

有的人特别容易动怒，一件很小的事情就能让他大发雷霆，同时还会有头痛、失眠、眼干眼涩等问题，这是肝火太盛导致的。肝火旺盛是指肝经火热炽盛导致出现一系列的热象症状，多因情绪激动或肝经有热所致。

## 肝火旺盛的原因及影响

肝火旺盛与饮食、情绪异常、生活习惯等因素有关。喜欢吃辛辣、刺激性的食物会让肝脏负担过重，导致肝火旺盛；经常生气发怒，容易伤害到肝脏，导致肝火旺盛；经常熬夜会让身体得不到足够的休息，导致肝脏不能在睡觉时进行自我修复，让肝脏的负担加重，从而导致肝火旺盛；长期肝郁不解，也会导致肝火旺盛。

肝火旺盛是临床上常见的中医内科疾病。肝火旺往往能够影响人的情绪，使人焦虑、烦躁、易怒或者情绪不稳定，出现头痛、头晕、头胀以及目赤肿痛的症状。肝火旺还会引起高血压、冠心病一类的慢性疾病。

| 症状 | 爱发脾气 | 口干、口苦 | 头晕、头痛 |
|---|---|---|---|
| |  |  |  |
| 原因 | 肝的疏泄功能出现问题，从而影响到情绪，导致稍微受点刺激就发脾气。肝火旺盛的人一般都有暴躁易怒的特征。 | 肝火旺盛会熏蒸体内的津液，出现口干的症状；熏蒸胆汁，胆汁上溢会出现口苦。 | 肝火旺盛会导致肝气升发太过，上扰清窍，从而引起头晕、头痛。 |

## 肝火旺盛的调理原则

肝火旺盛的调理总原则是疏肝降火。

饮食上，肝火旺盛者可以适当吃一些清肝泻火的食物，如绿豆、苦瓜、西瓜、草莓、番茄、雪梨等，同时也可以适当吃一些有滋阴补肾作用的食物，如银耳、百合等。要注意饮食宜清淡，不要吃辛辣刺激、油腻的食物，以免加重肝火旺盛的症状。

运动上，肝火旺盛的患者可以适当进行一些有氧运动，如游泳、慢跑、打羽毛球等，适当运动可以促进身体的气血运行，使肝气舒畅，从而缓解肝火旺盛的情况。

情志上，要尽量保持心情舒畅，避免压力过大和情绪紧张，可以通过冥想、放松训练等方式来释放压力，并采取积极乐观的态度面对生活。

## 坚持打太极拳，调养情志又养肝

太极拳不仅可以强筋健骨，活动全身肌肉、关节，促进人体新陈代谢，还可以舒经活络，促进气血正常运行。

练太极拳时，意境清静，情绪安宁，以意行气，内外放松，动作轻柔，如春风拂柳，生机盎然，使肝气舒和条达，进而预防肝火旺盛等问题。眼神专注，动作圆活连贯，对养肝明目大有好处。

此外，打太极拳也是改善肝脏功能的良好方法，因为太极拳的呼吸方式可以起到给肝脏按摩的作用，有助于消除肝脏瘀血。所以经常练习太极拳，能有效预防各种肝脏疾病。

### 失眠多梦

肝火旺盛者往往心绪不宁，非常影响睡眠质量，容易出现久久不能入睡或者多梦的症状。

### 面部烘热或颧红

肝气郁结，日久化热，火热上扰而出现脸红。

### 耳鸣、耳聋

肝火旺盛会循经上扰耳部，造成耳鸣，严重者会出现耳聋。

# 清肝泻热中药方

肝火旺盛者应选择具有清热泻火、平肝潜阳、滋阴润燥等功效的中药，有助于缓解肝火旺盛、平衡体内阴阳。柴胡清肝饮、龙胆泻肝汤都是经典的泻肝火的方剂，适用于肝火旺盛引起的头痛、目赤、口苦等症状。

## 柴胡清肝饮

〔组方〕柴胡、青皮、甘草各4.5克，白芍、山栀、黄芩、丹皮、当归、钩藤各9克。

〔用法〕水煎服。

〔功效〕清泻肝火，主治肝火旺盛所致头痛、烦躁易惊、痛引胁下、睡眠不宁、目赤肿痛等。

## 龙胆泻肝汤

〔组方〕龙胆草（酒炒）、木通、当归（酒洗）、生甘草各6克，黄芩（炒）、栀子（酒炒）、车前子（包煎）各9克，泽泻、生地黄（酒炒）、柴胡各12克。

〔用法〕水煎服，亦可制成丸剂，每次服6~9克，每日2次，温开水送下。

〔功效〕清泻肝胆实火、清利肝经湿热，主治肝胆实火上炎引起的头痛目赤、胁痛、口苦以及肝经湿热下注引起的阴部肿痒、潮湿有汗、小便淋浊等。

## 金铃子散

〔组方〕川楝子①、玄胡②各30克。

〔用法〕以上草药研为末，炼蜜为丸，如小豆大，小儿服用如麻子大，每次服20丸，生姜汤下。

〔功效〕疏肝泻热、活血止痛，主治肝郁化火引起的胸腹胁肋诸痛，时发时止，口苦，或痛经，或疝气痛，舌红苔黄，脉弦数。

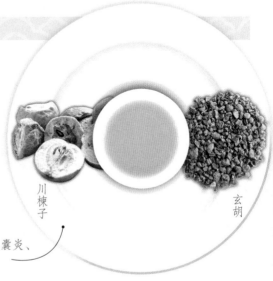

川楝子

玄胡

本方常用于慢性肝炎、慢性胃炎、胆囊炎、胃肠痉挛等属于肝郁化火的病症。

**金铃子散**

①川楝子又称"金铃子"。
②玄胡又称"元胡""延胡""玄胡索"等。

# 清利肝火穴位方

按摩时应优先选择能够清肝泻火的穴位，如解溪穴、太冲穴、行间穴等。在按摩的同时，肝火旺盛的患者还需要注意情绪的调节，避免过度焦虑和急躁。

## 解溪穴

(取穴) 足背两条肌腱之间，足背与小腿交界处的横纹中央凹陷处即是。

(方法) 用拇指指腹推按解溪穴2~3分钟。

(功效) 清热化痰、舒筋活络，常按有助于缓解肝火上扰引起的头痛等症状。

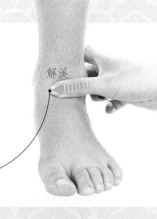

解溪

此穴还有清胃降逆、镇惊宁神的功效。

## 太冲穴

(取穴) 足背，沿第1、第2趾间的横纹向后推，感觉到有明显凹陷处即是。

(方法) 用拇指指腹以中等力度按揉，以产生酸胀感为佳。每日1次，每次按揉10~15分钟。

(功效) 平肝清热、疏肝养血，有助于缓解肝火旺盛引起的失眠等症状。

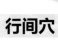

太冲

情志抑郁、急躁易怒可多按摩此穴。

## 行间穴

(取穴) 坐位，在足背部第1、第2趾之间连接处的缝纹头处即是。

(方法) 用拇指按压行间穴5秒钟，直至有酸胀感，休息5秒钟，继续按压，共按压20次。

(功效) 清肝泻火、凉血安神，有助于改善肝火旺盛引起的眼睛红肿、头痛、失眠等症状。

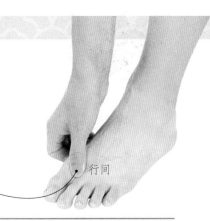

行间

常配合太冲穴缓解肝火旺或肝郁。

# 滋肝降火食疗方

　　肝火旺盛的人饮食上一般也会受影响，会有不想吃饭的情况出现，所以要注意饮食清淡，不能太过油腻。可选择菊花、决明子、薄荷、桑叶等泡茶喝以泻肝火。苦瓜、绿豆、冬瓜、苦菜等也是不错的降肝火食材，可以炒菜、做汤或煮粥。

## 绿豆薏苡仁粥

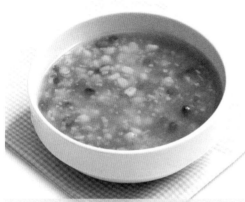

食用不熟的薏苡仁容易腹泻，要煮熟食用。

　　绿豆、薏苡仁各适量。先将绿豆、薏苡仁洗净，再加水浸泡2小时以上。锅中注入适量清水，加入绿豆、薏苡仁煮沸，再转小火煮至食材熟烂即可。此粥清热解毒、利尿消暑，适合肝火旺者食用。

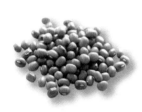

### 绿豆

- 性凉，味甘，归心经、胃经。
- 适合患有高血压、水肿者。
- 脾胃虚寒、泄泻者不宜食用。

## 凉拌苦瓜

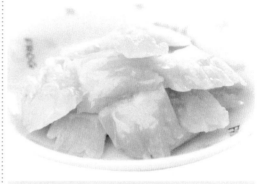

低血糖者不宜食用苦瓜。

　　苦瓜1根，盐、生抽、鸡精、香油各适量。苦瓜洗净，去子，切片。锅中烧开水后下苦瓜片焯水，将焯好的苦瓜片过凉开水，沥干水分后装入碗中，加盐、生抽、鸡精、香油拌匀即可。苦瓜清心降火，适用于肝火旺盛引起的眼睛红肿、疼痛等症状。

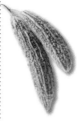

### 苦瓜

- 性寒，味苦，归心经、脾经、胃经。
- 适合体内有热者。
- 脾胃虚寒者不宜食用。

## 决明子清肝明目效果好

决明子其性微寒，苦而咸，归肝经和大肠经，具有清热明目以及润肠通便的功效，在临床上可用于治疗肝火旺盛引起的目赤肿痛、羞光流泪、头晕目眩等症状。眼睛疲劳的时候喝一杯决明子茶，可以保护视力，缓解眼部压力。但是要注意，决明子性寒，容易腹泻的人不建议服用。

| 桑叶茶 | 菊花粥 |
|---|---|

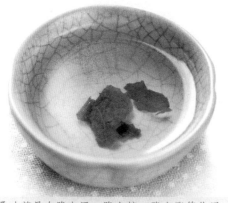

桑叶茶具有降血压、降血糖、降血脂等作用。

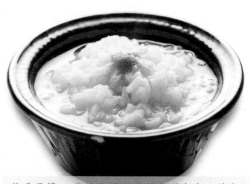

秋季干燥，菊花盛开，菊花粥不失为一道应季养生粥。

桑叶 10 克。泡桑叶茶时，可以选择嫩桑叶，也可以用干燥桑叶。将桑叶放入杯中，加入开水，泡 3~5 分钟即可。

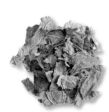

可加入蜂蜜调节口感。适当饮用桑叶茶可以清肝火、滋养肝阴，改善肝火炽盛引起的目赤肿痛、眼干等症状。

粳米 100 克，菊花 15 克，冰糖 20 克。将菊花洗净；粳米淘净；冰糖打碎。三者同放锅中，加适量清水，大火烧沸后转小火煮成粥。每日早、晚各服食 1 次。此

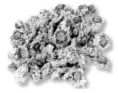

粥可清肝明目、降血压，还可缓解头目眩晕、视物昏花、鼻出血等症状。

### 🍴 桑叶

- 性寒，味甘、苦，归肺经、肝经。
- 适合高血压、糖尿病患者以及体热者。
- 体寒、脾胃虚弱者不宜食用。

### 🍴 菊花

- 性微寒，味甘、苦，归肺经、肝经。
- 适合上火、有眼疾以及长期熬夜者。
- 气虚胃寒、食少泄泻者慎用。

# 头晕目眩，
# 多是肝阳上亢

如果突然出现头晕目眩的症状，在现代医学看来，一般与血压的异常升高和降低有关。但是从中医的角度出发，这可能是由于肝阴亏虚，不能抑制肝阳而出现了肝阳上亢。

## 肝阳上亢的原因及影响

出现肝阳上亢，可能是房劳过度引起的，因为过于频繁的房事会损伤肾精，导致肝肾阴亏，阴不潜阳，从而引起肝阳上亢；也可能是久病耗伤阴气，使得阴不潜阳，出现肝阳上亢；经常熬夜、抽烟、喝酒，也会耗伤肾阴，引起肝阳上亢。另外，随着年龄的增长，肝肾阴精逐渐亏虚，也会出现肝阳上亢。

肝阳上亢常见眩晕耳鸣、头目胀痛、面红目赤、急躁易怒、心悸健忘、失眠多梦、腰膝酸软、口苦咽干、舌红、脉细数等。肝阳上亢若未得以及时有效纠正，亢则化风，引发肝风内动，可能导致脑卒中，出现眩晕、肢麻、震颤、头胀痛，甚至突然昏仆、口眼歪斜、半身不遂等，治疗后也可能出现一系列后遗症，严重影响生活质量。

| 症状 | 眩晕耳鸣 | 面红目赤 | 头目胀痛 |
|------|----------|----------|----------|
| |  | |  |
| 原因 | 肝阳上亢，扰乱清窍，表现为眩晕耳鸣。 | 肝阳上亢常表现为上实下虚，头部为上，所以面部和眼睛呈现热证。 | 肝经阳热亢盛，上扰头部，尤其在情绪激动后症状会加重。 |

## 肝阳上亢的调理原则

肝阳上亢治疗应以平肝息风、滋阴潜阳为总原则。

饮食上，可以多吃一些平肝潜阳、降火的食物，比如枸杞子、芹菜、牡蛎、香菜、西瓜等；尽量少食羊肉、驴肉等容易导致上火的食物，少饮用咖啡、酒等。

穴位调养上，可以经常按摩太溪穴、内关穴、风池穴等，有助于补益肝肾、滋阴疏肝。

药物选择上，可在医生指导下服用天麻钩藤颗粒、天麻头风灵胶囊、知柏地黄丸等药物进行治疗，这些药物具有滋阴潜阳、补养肝肾、息风止痉的功效，可以缓解肝阳上亢引起的一系列症状。

除了以上方式，还应注重调整心态、适当运动。

## 流流泪，疏疏肝

中医强调肝宜柔养、宜疏泄。生活中保持肝气的柔顺、平和与宁静，对于健康是非常重要的。一个人在情绪激动时，应该让其自然释放，而不是竭力地去阻挠。只有将郁积之气倾泻出来，心情才会好。

流泪是一个好方法，哭的时候，可以将肝脏解毒的毒素通过眼泪排出，缓解肝脏的负担。所以当特别郁闷的时候，可以找个适合的场地大哭一场，哭完了就会觉得心情舒畅许多。

| 急躁易怒 | 心悸健忘 | 脑卒中 |
|---|---|---|
|  |  |  |
| 肝在志为怒，肝阳亢盛的人会更爱生气，也更容易生气。 | 肝阳亢盛而有余，就会火气上扰，影响到心，容易出现心悸健忘。 | 肝阳上亢，时间久了容易引发肝风内动，进而发展为脑卒中。 |

# 平肝中药方

　　中药调理肝阳上亢需遵循平肝潜阳、滋阴降火的原则，选择合适的中药方剂进行治疗。同时，患者也应注意饮食和生活习惯的调整以及情绪的调节，并且要记得定期检查。

## 建瓴汤

**组方**　白芍、柏子仁各12克，生龙骨、生牡蛎、生怀地黄各18克，生赭石24克，生怀山药、怀牛膝各30克。

**用法**　磨取铁锈浓水，以之煎药。

**功效**　镇肝息风、滋阴安神，主治肝肾阴虚、肝阳上亢引起的头晕目眩、耳鸣目胀、健忘、烦躁不宁、失眠多梦。

## 镇肝熄风汤[①]

**组方**　川楝子、生麦芽、茵陈各6克，生龙骨、生牡蛎、生龟板、生白芍、玄参、天冬各15克，怀牛膝、生赭石各30克，甘草4.5克。

**用法**　水煎服。

**功效**　镇肝息风、滋阴潜阳，主治头晕目眩、目胀耳鸣或肢体渐觉不利、口眼歪斜，甚或眩晕颠仆、昏不知人。

## 天麻钩藤饮

**组方**　天麻、山栀、黄芩、杜仲、益母草、桑寄生、夜交藤、朱茯神各9克，钩藤、川牛膝各12克，石决明18克。

**用法**　水煎服。

**功效**　平肝息风、清热活血、补益肝肾，主治肝阳偏亢、肝风上扰引起的头痛、眩晕、失眠多梦等。

　　此方剂为治风剂，主治肝阳偏亢、肝风上扰证。

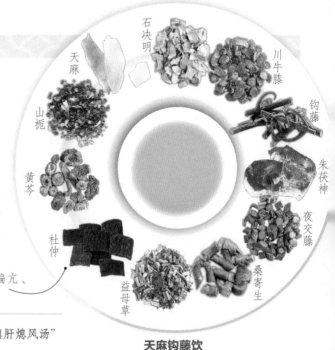

**天麻钩藤饮**

（图中标注：石决明、天麻、川牛膝、钩藤、朱茯神、夜交藤、桑寄生、益母草、杜仲、黄芩、山栀）

---

① "熄风"本书统改为"息风"，但"镇肝熄风汤"为药名，为方便查找，保留原名。

# 清热穴位方

肝阳上亢者常会有头痛、眩晕的症状，可选择主穴太冲穴、行间穴（参考本书第27页），配伍风池穴、百会穴、太溪穴、内关穴、肾俞穴等，以达到缓解作用。另外，要根据不同病因选择对应的穴位，头痛较重者，可选择风池穴、百会穴，肝肾阴虚者可选择太溪穴，出现心慌、胸闷者可选择内关穴，以达到更好的调理效果。

## 太溪穴

**取穴** 坐位垂足，由足内踝向后推至与跟腱之间凹陷处即是。

**方法** 用拇指按压60~100次，令局部有酸、痛感即可，每日1~2次。

**功效** 滋阴益肾、壮阳强腰，有助于缓解头痛目眩、咽喉肿痛、耳鸣、耳聋等症状。

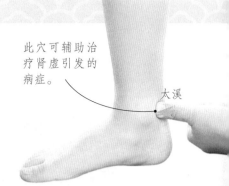

此穴可辅助治疗肾虚引发的病症。

太溪

## 内关穴

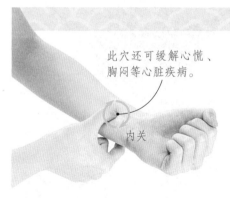

此穴还可缓解心慌、胸闷等心脏疾病。

内关

**取穴** 微屈腕握拳，从腕横纹向上量3横指，两条索状筋之间即是。

**方法** 用拇指顺时针方向按揉内关穴，每侧按揉3~5分钟，两侧内关穴可交替按揉。

**功效** 理气宽胸、疏肝解郁，有助于缓解肝阳上亢所致的头痛、高血压、眩晕等病症，临床常和太冲穴合用。

## 风池穴

**取穴** 在后头骨下两条大筋外缘陷窝中，与耳垂齐平处即是。

**方法** 出现头痛或眩晕症状时，可用两手拇指指腹按揉两侧风池穴3~5分钟，力度稍重。

**功效** 清头明目、祛风解毒、醒脑开窍，主治头痛、眩晕、失眠、目赤肿痛、耳鸣等症状。

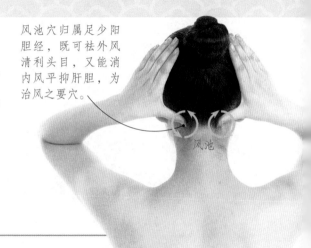

风池穴归属足少阳胆经，既可祛外风清利头目，又能消内风平抑肝胆，为治风之要穴。

风池

# 滋阴潜阳食疗方

　　肝阳上亢与肝肾阴虚有很大的关系，所以通过饮食的方式进行调理时，可以选择一些有助于补益肝肾、滋阴潜阳的食物，比如菊花、车前草、苦菜、莲藕等。也要特别注意调整饮食习惯，不能暴饮暴食，以免痰热内生。

## 菊花茶

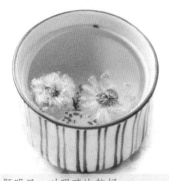

菊花养肝明目，对眼睛比较好。

　　菊花 10 克。选一个茶杯，放入菊花，用温水先冲泡 3~5 秒，迅速把水过滤掉。再用沸水冲入杯中，放置 5 分钟即可饮用。菊花有疏散风热、平抑肝阳、降肝火的功效，可用于缓解风热感冒及肝阳上亢引起的头痛眩晕、目赤肿痛等症状。

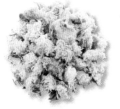

### 🍴 菊花

- ■ 性微寒，味甘、苦，归肺经、肝经。
- ■ 适合上火、有眼疾及长期熬夜者。
- ■ 气虚胃寒、食少泄泻者慎用。

## 车前草粥

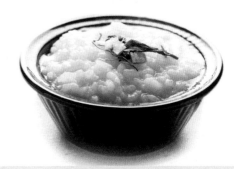

车前草可用于缓解水肿尿少。

　　车前草 10 克，粳米适量。车前草洗净，与适量水共入锅中，大火煎取药汁，锅中加入适量水、粳米和药汁，煮粥食用即可。车前草的作用以清热利尿为主，但同时也可凉血止血、解毒敛疮，有助于缓解肝阳上亢引起的目赤肿痛、口舌生疮等症状。

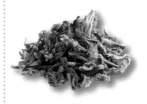

### 🍴 车前草

- ■ 性寒，味甘，归肝经、肾经、肺经、小肠经。
- ■ 适合小便不利、咽喉肿痛者。
- ■ 脾胃虚寒者不宜食用。

## 莲藕为通调津液之上品

莲藕气味清香、味道微甜，是通调津液之上品。《本草拾遗》记载："藕能消食止泻，除烦，解酒毒，压食及病后热渴。"莲藕生食有助于清热生津，熟食有助于健脾开胃，有热证者可将莲藕打成藕汁或者煮水做成凉茶喝，可缓解心烦口渴、目赤、小便灼热等症状。

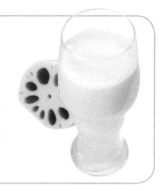

| 苦苣菜粥 | 莲藕排骨汤 |
|---|---|

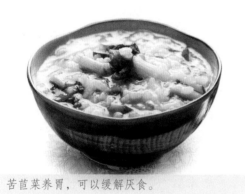

苦苣菜养胃，可以缓解厌食。

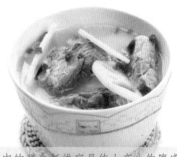

莲藕中的膳食纤维容易使人产生饱腹感，是较好的减肥食物。

苦苣菜 50 克，粳米 100 克，盐适量。粳米用冷水浸泡 30 分钟捞出；苦苣菜择洗干净，放入开水中焯烫后捞出，切细。

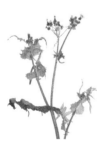

锅中加入适量水，放入粳米，用大火煮沸，加入苦苣菜，改用小火熬成粥，加入盐调味即可。苦苣菜益肝健脾、清热解毒，有助于缓解肝阳上亢引起的头痛等症状。

猪排骨 500 克，莲藕 750 克，盐、葱丝、姜片各适量。猪排骨洗净，剁块，汆烫；莲藕洗净，去皮，切块。锅中倒入适量开水，放入猪排骨、莲藕以及葱丝、姜片、盐，大火烧开后，转用小火炖 20 分钟后即可。此汤补肾养血、滋阴润燥，有助于缓解肝阳上亢引起的烦躁易怒、口干舌燥等症状。

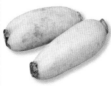

### 苦苣菜

- 性寒，味苦，归心经、脾经、胃经。
- 适合糖尿病患者。
- 寒性体质者不宜多食。

### 莲藕

- 性寒，味甘，归心经、脾经、胃经。
- 适合肝病、高热患者。
- 脾胃虚寒、腹泻者不宜食用。

# 视物模糊、两眼干涩，可能是肝血虚

肝开窍于目。肝好不好，其实看眼睛就知道了。如果发现自己眼睛干涩，看东西模模糊糊，并出现眩晕、耳鸣的情况，说明肝可能出了问题，多半是肝血的濡养功能减退或失常，出现了肝血虚。

## 肝血虚的原因及影响

肝血虚和饮食不合理、久病不愈、失血过多有关。如果长期吃油腻、辛辣刺激等食物，可能导致湿热内生，热伤阴血，从而出现肝血虚、肝阴虚的表现；如果长期患有某种疾病，并且一直不见好转，身体内的气血容易受损，也会引起肝血虚；如果受到外伤，并且有失血过多的情况，也可能会导致肝血虚。

临床表现多见眩晕耳鸣，面白无华，爪甲干枯脆薄，夜寐多梦，视力减退，甚至夜盲，肢体麻木、关节拘急不利，手足震颤，月经量少、色淡，甚则经闭，舌淡苔白，脉弦细。

| 症状 | **视物模糊、两眼干涩** | **面色淡白** | **月经量少** |
|---|---|---|---|
| | 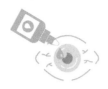 |  |  |
| 原因 | 肝开窍于目，肝血不足，目失濡养，所以目涩眼花，甚或夜盲。 | 面部靠血液濡养才正常，血虚不能上荣于面，故面白无华。 | 女子以血为本，肝血不足，血海空虚，冲任失充，可兼见月经量少、色淡，甚则闭经。 |

## 肝血虚的调理原则

肝血虚应该以滋补肝血为调理总原则。

饮食上可适当摄入动物肝脏、瘦肉、鸭血、蛋黄，以及大枣、桂圆等食材以补血养血。但需注意，尽量避免摄入温热或辛辣刺激性的食物，如葱、姜、蒜、小茴香、胡椒、花椒等。

运动上可通过跑步、打篮球和练瑜伽等有氧活动，促进肝气的升发，激发体内阳气，补益气血。

生活上需注意休息，避免劳累，规律作息，避免熬夜。

也可寻求医生的帮助，通过服用药物调理身体。还可以通过艾灸、针灸等中医理疗法补肝血，如刺激膈俞穴、血海穴、中都穴等。

## 慢跑缓解肝血虚

慢跑可以促进身体新陈代谢，增强身体免疫力，有助于改善肝血不足。建议患者选择一个安静的跑道，注意慢跑的时间和频率，一般建议每次持续 30 分钟左右。

跑步前一定要充分热身，这样可以帮助肌肉和骨骼逐渐适应运动负荷。热身后还要进行正确的拉伸，以避免因肌肉过度紧张而引起运动损伤。建议将热身时间控制在 10~15 分钟。

慢跑时，要注意心率变化，一般在 120~150 次 / 分为好，超过 50 岁者心率最好控制在 100~130 次 / 分，心率过快会加重负担，可能导致猝死。

### 爪甲干枯

爪为筋之余，而肝血是濡养筋脉的。肝血不足，不能荣筋，故爪甲干枯脆薄。

### 失眠多梦

中医认为"肝藏魂"，意思是五脏精气化生的情志活动藏于肝。肝血不足，故夜寐多梦。

### 眩晕耳鸣

肝血不足则不能上荣头目，阳气易升，出现眩晕耳鸣。

# 益气补血中药方

　　想要达到补充肝血、增强肝脏功能的目的，可以选择具有滋补肝血、调和气血的中药方，如八珍汤有助于缓解头晕目眩，天王补心丹有助于缓解虚烦失眠，当归四逆汤有助于缓解肩臂疼痛。

## 八珍汤

（组方）人参、白术、茯苓、当归、川芎、白芍、熟地黄、甘草（炙）各30克。

（用法）加3片生姜，5颗大枣，水煎服。

（功效）益气补血，主治气血两虚证引起的面色苍白或萎黄、头晕目眩、四肢倦怠、气短懒言。

## 天王补心丹

（组方）人参、茯苓、玄参、丹参、桔梗、远志各15克，当归、五味子、麦冬、天冬、柏子仁、酸枣仁（炒）各30克，生地黄120克。

（用法）上药共为细末，炼蜜为小丸，用朱砂水飞9~15克为衣，每次服6~9克，温开水送下，或用龙眼肉煎汤送服。亦可改为汤剂。

（功效）滋阴清热、养血安神，主治阴虚血少引起的心悸怔忡、虚烦失眠、神疲健忘，或梦遗、手足心热、口舌生疮、大便干结。

## 当归四逆汤

（组方）大枣25颗，甘草（炙）、通草各6克，当归、桂枝、白芍、细辛各9克。

（用法）用8升水，煮取3升，去滓。温服1升，每日3次。

（功效）温经散寒、养血通脉，有助于缓解血虚寒厥证引起的手足厥寒，或腰、股、腿、足、肩臂疼痛。

　　本方是养血、温经散寒的常用方，临床应用以手足厥寒、舌淡苔白、脉细欲绝为辨证要点。

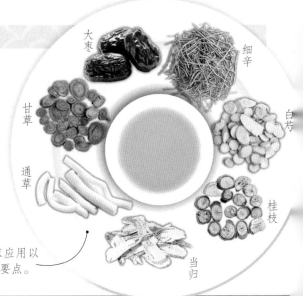

**当归四逆汤**

# 补血强肝穴位方

　　想要养肝血，可以选择具有补肝血、益气养血功效的穴位进行按摩，如膈俞穴、血海穴、中都穴。每个穴位按摩时间建议在3~5分钟，总按摩时间控制在15~20分钟，每日可进行1~2次。

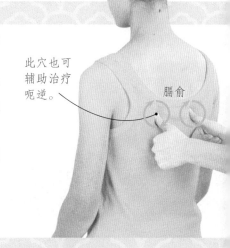

## 膈俞穴

**取穴** 肩胛骨下角水平连线与脊柱相交椎体处，正中线旁开2横指处即是。

**方法** 用双手拇指指腹分别放于两侧的膈俞穴处进行按揉。按揉的力度要均匀、柔和，以穴位局部有酸痛感为宜。

**功效** 调理脾胃、补益气血，有助于缓解肝血虚引起的各种症状。

此穴也可辅助治疗呃逆。

膈俞

## 血海穴

血海

**取穴** 屈膝成90°，手掌伏于对侧膝盖上，虎口朝上，拇指与其他四指呈45°，拇指指尖处即是。

**方法** 用拇指轻揉血海穴，直至局部酸胀感向膝关节发散为宜。时间一般为3分钟。

**功效** 养血行血、调经统血，有助于缓解肝血虚引起的关节拘急、爪甲干枯等症状。

血海穴是气血之海，经常按摩可调补气血。

## 中都穴

**取穴** 小腿内侧，内踝尖上7寸，胫骨内侧面的中央处即是。

**方法** 将双手拇指指腹置于两侧的中都穴上，点按穴位3~5分钟，两侧穴位可以同时进行按摩。

**功效** 调经补血、疏肝理气，有助于缓解肝血虚引起的腹痛、胁痛等症状。

此穴能缓解肝血不足引起的眼睛胀痛。

中都

# 滋肝养血食疗方

经常食用油腻、辛辣的食物会影响血液的运行，进而形成肝血虚。所以在调理肝血虚时，除了要多食用补肝益血的食物，也要注意清淡饮食，控制肥甘厚味的摄入。烹饪方式上可以选择清蒸、炖煮等，少用煎炸爆炒。另外，食用富含铁元素的食物，也有助于补血养血。

| 樱桃大枣粥 | 枸杞决明茶 |
|---|---|

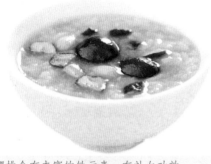

樱桃含有丰富的铁元素，有补血功效。

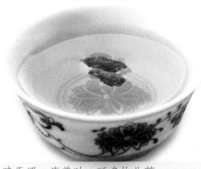

眼睛干涩、疲劳时，可多饮此茶。

樱桃 30 克，大枣 7 颗，粳米 50 克。樱桃、大枣分别洗净，稍浸泡后去核；粳米淘洗干净。锅中加入粳米和适量水，大火煮至水沸后加入樱桃和大枣，转小火煮至米粒开花即可。樱桃和大枣都是补血养血的佳品，多喝此粥有助于调理肝血虚。

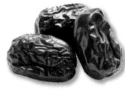

决明子、枸杞子各 5 克。决明子放入锅中，加适量水，以大火煮开，转小火续煮 15 分钟，加入枸杞子续煮 5 分钟即成。此茶中枸杞子和决明子都是养肝明目的佳品，可改善眼睛干涩、视物模糊等症状。

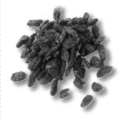

### 大枣

- 性温，味甘，归脾经、胃经、心经。
- 适合脾胃气虚和心脾亏虚者。
- 爱上火或痰湿偏盛者不宜食用。

### 枸杞子

- 性平，味甘，归肝经、肾经。
- 适合肝肾阴虚者。
- 脾胃湿热及泄泻者不宜食用。

## 常吃猪肝补铁补血

猪肝中铁元素含量很高，常吃猪肝可以改善缺铁性贫血。从中医角度来说，猪肝具有补肝明目、养血的功效，可缓解血虚、夜盲、目赤等症状，是理想的补血佳品。

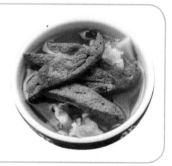

---

## 黑米银耳大枣粥

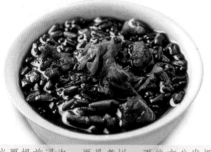

黑米要提前浸泡，更易煮烂，更能充分发挥补血功效。

黑米100克，银耳10克，大枣5颗。黑米洗净；银耳泡发撕成小朵；大枣洗净，去核，切碎。三者一同放入锅中，加适量水煮成粥即可。黑米、大枣可补血，银耳滋阴，此粥是一道滋阴补血、美容养颜的佳品。

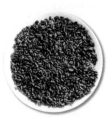

### 🍴 黑米

- 性平，味甘，归脾经、胃经。
- 适合产妇、失眠者。
- 消化不良者不宜食用。

## 菠菜猪肝汤

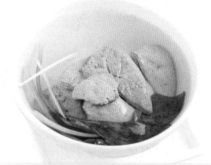

猪肝可补肝养血，常吃对眼睛有益。

猪肝200克，菠菜250克，淀粉、葱丝、高汤、盐各适量。菠菜洗净，切段，焯烫；猪肝洗净，切片，放入滚水中汆烫，捞出后加淀粉拌匀腌10分钟。锅中倒高汤煮开，放入葱丝及猪肝煮熟，再加入菠菜，最后加盐调味即可。菠菜和猪肝都有助于补肝养血，此汤可以很好地预防并缓解缺铁性贫血。

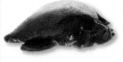

### 🍴 猪肝

- 性温，味甘、苦，归脾经、胃经、肝经。
- 适合气血虚弱、贫血者。
- 患有心脑血管疾病和痛风者不宜多食。

# 手足震颤、抽搐，和肝风内动有关

如果突然出现眩晕、抽搐、手脚不自觉颤动的症状，可能和肝风内动有关。肝风内动多是肝肾阴液、精血亏虚，血不养筋，肝阴不能制约肝阳，肝阳亢奋无制所致。

**肝风内动的原因及影响**

肝风内动主要分为肝阳化风、热极生风、阴虚动风、血虚生风四种证型，主要病因是肝肾阴液、精血亏虚。这些情况的出现，一般与年老肾亏、房事劳倦、七情所伤、饮食失调或者温热之邪直中下焦，耗伤阴液有关。

肝风内动是脑卒中的重要病机之一。出现了肝风内动，要注意及时调理，以防症状进一步严重，发展为脑卒中。肝风内动临床表现为眩晕、头摇、头痛、肢体震颤、项强、语言謇涩、手足麻木、步履不稳、舌红、舌苔白或腻、脉弦细有力。

| 症状 | 手足震颤、抽搐 | 眩晕 | 关节伸展不开 |
|---|---|---|---|
| |  |  |  |
| 原因 | 中医认为肝风内动会影响筋脉的正常功能，所以出现手足震颤、抽搐的症状。 | 肝阳上亢导致气血并走于上，上扰清窍，出现眩晕。 | 阴血亏损，筋脉缺少濡养，关节自然伸展不开。 |

## 肝风内动的调理原则

肝风内动总的调理原则是平肝息风、滋阴潜阳。

饮食上，要合理调整饮食习惯，选择清淡易消化的食物，可以适当吃新鲜的水果和蔬菜，还要多吃补肝阴、抑肝阳的食物，如枸杞子、桑葚、牡蛎等。

运动上，选择合适的运动项目，如跳操、练瑜伽、慢跑、游泳等，能增强身体抵抗力，预防时邪疫毒，有利于病情恢复。

情志上，要注意保持乐观的情绪，避免长期受到不良情绪的影响。可以通过户外散步、爬山等方式呼吸新鲜空气从而得到缓解，也可以通过按摩的方式来舒缓情绪。

日常应注意休息，避免过度劳累。同时也可以通过针灸、推拿的方式进行辅助治疗。

## 伸懒腰也能护肝

在清晨刚醒来或工作劳累时，伸一伸懒腰会有说不出的惬意。其实，这是人体自我保健的一种方式，尤其对肝脏有益。人体困乏的时候，气血循环缓慢，这时若舒展四肢，伸腰展腹，全身肌肉用力，并配以深呼吸，有吐故纳新、行气活血、通畅经络关节、振奋精神的作用。伸懒腰后，血液循环也会加快。

伸懒腰时要使身体尽量舒展，四肢要伸直，全身肌肉都要用力。伸展时，尽量吸气；放松时，全身肌肉要松弛下来，尽量呼气，这样锻炼的效果会更好。对老年人来讲，经常做这一动作，还可增加肌肉、韧带的弹性，延缓衰老。

### 身体消瘦

体内阴液亏虚太过，除身体消瘦外，还伴见盗汗、脸颊潮红等症状。

### 高热

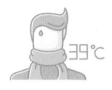

热邪侵入人体严重，伤及脏腑津液，会出现高热、晕厥、言语错乱等症状。

# 平息肝风中药方

　　想要缓解肝风内动引起的症状，应选择能够调和肝功能、降低肝火、平息内风的中药，同时也要注意保持心态平和，避免情绪波动过大。

## 当归龙荟丸

组方　当归（焙）、龙胆草、栀子、黄连、黄柏、黄芩各30克，芦荟、青黛、大黄各15克，木香0.3克，麝香1.5克。

用法　上为末，炼蜜为丸，如小豆大，小儿如麻子大，每次服20丸，生姜汤下。

功效　清泻肝胆实火，主治肝胆实火证引起的肝风内动，症见头晕目眩、神志不宁、谵语发狂，或大便秘结、小便赤涩。

## 羚角钩藤汤

组方　羚角片4.5克，霜桑叶6克，鲜生地黄、鲜刮淡竹茹各15克，川贝、钩藤、滁菊花、茯神木、生白芍各9克，生甘草2.4克。

用法　水煎服。

功效　凉肝息风、增液舒筋，主治热盛动风证，症见高热不退、烦闷躁扰、手足抽搐、发为痉厥，甚则神昏。

## 大定风珠

组方　生鸡蛋黄2个，火麻仁、五味子各6克，阿胶9克，生龟板、生牡蛎、甘草（炙）、生鳖甲各12克，生白芍、生地黄、麦冬各18克。

用法　水煎服。阿胶烊化，再入鸡蛋黄，搅匀。

功效　滋阴息风，主治阴虚风动引起的手足筋脉痉挛、形消神倦、舌绛少苔、脉气虚弱、时时欲脱。

若阴液虽亏而邪热尤盛者，则非本方所宜。

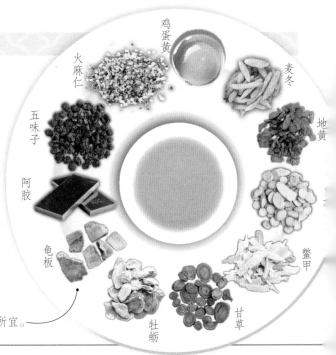

鸡蛋黄
火麻仁
麦冬
五味子
地黄
阿胶
鳖甲
龟板
甘草
牡蛎

**大定风珠**

# 潜阳息风穴位方

调理肝风内动可以选择有平肝息风功效的穴位进行按摩，可以用点法、揉法或按法对穴位进行刺激，但是要注意力度平稳，速度适中。

## 内关穴

取穴 微屈腕握拳，从腕横纹向上量3横指，两条索状筋之间即是。

方法 用拇指顺时针方向按揉内关穴，每侧按揉3~5分钟，两侧内关穴需要交替按揉。

功效 疏肝解郁、理气止痛，有助于缓解肝风内动引起的眩晕、偏头痛。

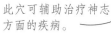

此穴可辅助治疗神志方面的疾病。

## 风府穴

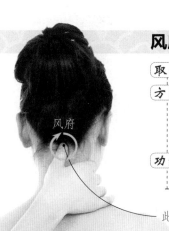

取穴 沿脊柱向上，入后发际上1横指处即是。

方法 拇指指腹沿顺时针点揉3~5分钟，在点和揉时应向上用力，力度适中，以感觉酸胀、不感疼痛为准。

功效 醒脑开窍、息风宁神，有助于缓解肝风内动引起的痫证、脑卒中。

此穴可缓解神经性头痛。

## 风池穴

取穴 正坐，后头骨下两条大筋外缘陷窝中，与耳垂齐平处即是。

方法 两手拇指分别由下往上按揉两侧风池穴，向上揉时吸气，向下揉时呼气，也可顺时针或逆时针轻按，以酸胀不痛为准。

功效 散风解表、平肝息风，有助于缓解肝风内动引起的头痛、眩晕、目赤肿痛等。

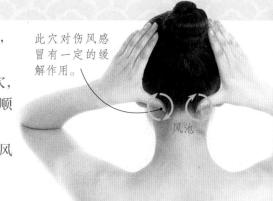

此穴对伤风感冒有一定的缓解作用。

# 息风柔肝食疗方

　　肝风内动的患者在饮食上可以用天麻、钩藤做药膳，有助于平肝息风，也可以多吃牡蛎、鸭肉，有助于滋阴潜阳。忌食辛辣油腻的食物和发物，鸡蛋虽不属发物，但也不宜多吃，一般一天不宜超过 2 个。

| 天麻炖鹌鹑 | 牡蛎肉丝粥 |
|---|---|

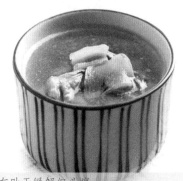

此汤有助于缓解偏头痛。

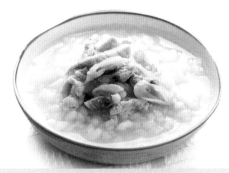

此粥具有平肝潜阳、镇静安神的作用。

　　天麻 10 克，大枣 5 颗，鹌鹑 2 只，高汤、调味品各适量。天麻切片；大枣去核；鹌鹑去杂，洗净。将天麻、大枣一同放入鹌鹑腹内，置碗中，加入调味品后再倒入适量高汤，炖熟即可。此汤中的天麻有息风止痉、平抑肝阳、祛风通络的作用。

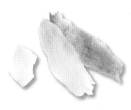

### 天麻

- 性平，味甘，归肝经。
- 适合常感手脚麻木者。
- 孕妇不宜食用。

　　猪肉 50 克，牡蛎肉、糯米各 100 克，盐适量。牡蛎肉洗净，沥干；糯米淘洗干净；猪肉切成肉丝，放入锅中汆烫捞出。锅中加入清水、糯米，煮至粥将成时，加入牡蛎肉、猪肉丝和盐，煮熟即成。此粥滋补肝肾，有助于缓解血虚引起的肝风内动。

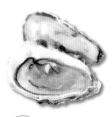

### 牡蛎肉

- 性平，味甘、咸，归心经、肝经。
- 适合体质虚弱者。
- 海鲜过敏者忌食。

## 天麻鸡蛋汤巧治高血压

天麻甘缓质重，柔润不燥，性平不偏，善于治肝。天麻对于肝风内动证、眩晕头痛、肢体麻木、手足不遂、风湿痹症等有很好的治疗效果。取天麻 2 克，鸡蛋 1 个，将天麻切片放于锅中，加适量水煮 30 分钟后，打入鸡蛋蒸熟即可食用。每天或隔天 1 次，可以缓解高血压、头痛、目眩等症。

| 决明子钩藤茶 | 鸭肉冬瓜汤 |

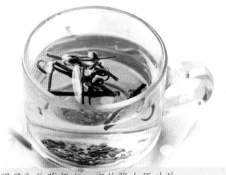

决明子和钩藤都有一定的降血压功效。

决明子、钩藤各 15 克。将决明子与钩藤一同放入杯中，冲入沸水闷 5 分钟即可。此茶平肝息风、镇静安神，有助于滋补肝阴，缓解肝风内动引起的眩晕。

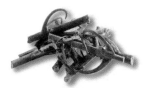

### 钩藤

- 性凉，味甘，归肝经、心包经。
- 适合脑卒中或有先兆者。
- 低血压、血虚者慎用。

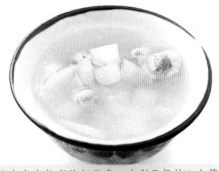

鸭肉含有较高的钾元素，有利于保护心血管。

鸭肉 100 克，冬瓜 400 克，盐、姜片各适量。鸭肉切块，焯烫后捞出；冬瓜洗净，去皮，切块。锅中加适量水，将鸭肉、冬瓜、姜片一同放入锅中，大火煮熟，最后加盐调味即可。此汤可滋阴养肝、健脾利湿，夏天可常喝。

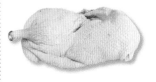

### 鸭肉

- 性平，味甘、微咸，归脾经、肾经、肺经、肾经。
- 适合体内有热、体质虚弱者。
- 风寒感冒者不宜食用。

# 口苦、胁肋胀痛，
# 多是肝经湿热

湿热体质的人一般容易有口臭、口苦，大便比较黏腻，还会伴随一些热证出现。如果出现胁肋胀痛，还容易发脾气，这可能是湿热蕴结肝经导致的，中医称这一现象为"肝经湿热"。肝经湿热是指湿热之邪蕴结于肝及其经脉，并循经下注所致的一类病证。

**肝经湿热的原因及影响**

肝经湿热多与饮食不节、外感湿热之邪、长期饮酒有关。长期暴饮暴食，过多摄入肥甘厚味，可能会导致脾胃运化失常，肝经也会受到湿热侵袭，从而引起肝经湿热；如果患者长期处于潮湿环境中或长期存在大量喝酒的情况，也可能会导致湿热之邪侵入肝经，从而引起肝经湿热。

常见症状为胁肋胀痛，身热烦躁，口苦、厌食、恶心呕吐、脘腹痞满、四肢困重、周身乏力、小便短赤、大便不调，严重者可见身目俱黄，发为黄疸，舌黄腻，脉弦滑数。

| 症状 | 男科、妇科症状 | 口苦、口臭 |
| --- | --- | --- |
| |  |  |
| 原因 | 中医认为肝经经过阴器和小腹，若湿热循肝经下注，则阴部瘙痒，女性见白带增多、苔黄腻，男性见阴囊潮湿、精液发黄。 | 肝经湿热影响脾胃运化，导致消化不好，从而引起口苦、口臭，还会伴有食量减少、腹胀、恶心等症状。 |

## 肝经湿热的调理原则

肝经湿热应该以清肝泻火、利湿化浊为调理原则。

饮食上，可以多吃清利湿热的食物，如薏苡仁、赤小豆、绿豆、扁豆、鸭肉。中医认为，肝肾同源，所以也可以吃些补肾的食物来补益肝脏，如桑葚、黑芝麻、黑豆等。忌辛辣燥烈、大热大补的食物和饮品。

运动上，适合做高强度、大运动量的锻炼，如中长跑、游泳、爬山、打球、武术等，可以消耗体内多余的热量，排泄多余的水分，达到清热除湿的目的。

情志上，要注意舒缓情志，保持心态稳定。

生活习惯上，要注意个人卫生，居室常通风，不要长期熬夜或者过度疲劳。

## 推肝经，清湿热

经常按摩推揉肝经，有助于疏肝理气、活血化瘀、清利湿热。方法很简单，在家就能做。

大腿的内侧有三条经络，中间是肝经，靠近正面的是脾经，靠近后面的是肾经。坐下后屈膝，大腿内侧朝上，正中的就是肝经，推中间就是推肝经，如果推到脾经或肾经，也没有关系。坐在床上，右腿向前伸直，左腿弯曲平放于床上。双手交叠，压在大腿根部，沿着大腿内侧肝经的位置，稍用力向前推到膝关节，反复推动四五十遍，然后换另一条腿。

| **胁肋胀痛** | **大便溏泻或干结** | **耳鸣、耳聋** |
|---|---|---|
|  |  |  |
| 肝主疏泄，湿热内蕴，疏泄失职，气机不畅，故胁肋胀痛。 | 若湿浊下注则出现大便稀溏，若湿阻气滞则出现排便不爽，热偏盛则出现大便干结。 | 肝火上攻耳窍，影响耳的正常功能，会出现耳鸣的症状，严重者会出现突发性耳聋。 |

# 泻肝除湿中药方

肝经湿热的患者在中药调理时需遵循清热利湿、调和气血的总原则，选择合适的中药方剂进行治疗。茵陈五苓散和蒿芩清胆汤利湿效果较好，安宫牛黄丸可清热解毒、豁痰开窍。

## 安宫牛黄丸

**组方** 冰片、麝香各 7.5 克，珍珠 15 克，牛黄、郁金、黄连、朱砂、栀子、雄黄、黄芩、犀角（现以水牛角代替，60 克）各 30 克。

**用法** 每次服 1 丸，每日 1 次；小儿 3 岁以内 1 次 1/4 丸，4~6 岁 1 次 1/2 丸，每日 1 次。或遵医嘱。

**功效** 清热解毒、开窍醒神，主治高热烦躁、神昏谵语、舌謇肢厥；亦治脑卒中昏迷、小儿惊厥。

## 蒿芩清胆汤

**组方** 青蒿脑 4.5~6 克，淡竹茹、赤茯苓、滑石、甘草、青黛各 9 克，仙半夏、生枳壳、陈广皮各 4.5 克，黄芩 4.5~9 克。

**用法** 水煎服。

**功效** 清胆利湿、和胃化痰，主治少阳湿热证引起的寒热如疟、寒轻热重、口苦、膈闷、吐酸苦水或黏黄痰。

## 茵陈五苓散

**组方** 茵陈末 30 克，五苓散 15 克。其中五苓散组方为：猪苓（去皮）、白术、茯苓各 2.3 克，泽泻 3.8 克，桂枝（去皮）1.5 克，捣为散。按比例配 15 克取用。

**用法** 每次服 6 克，每日 3 次。

**功效** 利湿退黄，主治湿热黄疸、湿重于热、小便不利者。

本方为利水化气之剂。临床应用以小便不利、舌苔白、脉浮或缓为辨证要点。

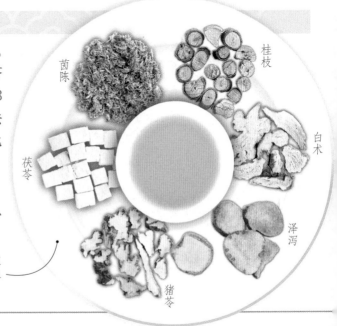

茵陈

桂枝

白术

茯苓

泽泻

猪苓

**茵陈五苓散**

# 清利湿热穴位方

按摩调理肝经湿热，应选择有疏肝利胆、清热利湿功效的穴位，如期门穴、曲泉穴、阳陵泉穴等，可以在一定程度上缓解肝经湿热的症状，如口苦、胁痛、黄疸等。

## 期门穴

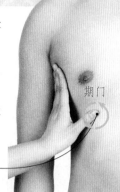

**取穴** 仰卧或正坐位，自乳头垂直向下推2个肋间隙，按压有酸胀感处即是。

**方法** 用拇指指腹以中等力度按压，然后逆时针转圈按揉，早晚各1次，每次按揉5~10分钟。

**功效** 期门穴为肝之募穴，身患肝病多会在此处出现不同程度的疼痛，按摩此穴可改善肝胆湿热所致的疼痛。

按摩此穴还可缓解胁下积聚、气喘等病症。

## 曲泉穴

**取穴** 膝内侧，屈膝时可见膝关节内侧面横纹段，其横纹头凹陷处即是。

**方法** 用拇指垂直按压同侧曲泉穴，每次5~8分钟，每日早晚各1次。

**功效** 按摩此穴具有清肝泻胆、清热利湿的作用，可改善肝胆湿热所致的带下黄臭、小便不利、阴痒、目赤等病症。

按摩此穴还可以调肝和血、通经活络。

## 阳陵泉穴

**取穴** 屈膝90°，膝关节外下方，腓骨头前下方凹陷处即是。

**方法** 用拇指顺时针方向按揉阳陵泉穴约2分钟，然后逆时针方向按揉2分钟左右即可。

此穴是调理胆病的常用穴。

**功效** 按摩此穴具有疏肝利胆、清热利湿、疏通经络等作用，可用于改善肝胆湿热所致的黄疸、胁痛、口苦、吞酸等病症。

# 清解湿热食疗方

　　缓解肝经湿热，可以选择药食两用的食物进行调理，比如将赤小豆与冬瓜搭配煮粥就是不错的选择，荤菜类可以吃鲫鱼、鸭肉等，水果类可以吃葡萄、甘蔗等，都有助于缓解湿热。湿热一般有热重于湿或湿重于热的区别，在食物选择上也应有所不同。若是热重于湿，可以选择菊花、苦瓜、雪梨、绿豆、莲藕等；若是湿重于热，可以选择赤小豆、薏苡仁、茯苓等。

## 赤小豆冬瓜粥

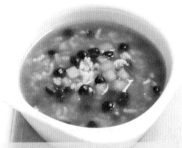

冬瓜皮也有利尿消肿的效果，食用冬瓜时可不去皮。

　　赤小豆 30 克，冬瓜 50 克，粳米 100 克。赤小豆、粳米分别淘洗干净；冬瓜洗净，切小块。赤小豆、粳米与清水一起放入锅内，大火烧沸后，改用小火煮约 30 分钟，再加入冬瓜块继续煮至熟烂即可。此粥有助于清热除湿、利水消肿。

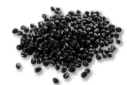

### 赤小豆

- 性平，味甘、酸，归心经、小肠经。
- 适合肾病水肿患者。
- 阴虚津伤者慎食。

## 金钱草迷迭茶

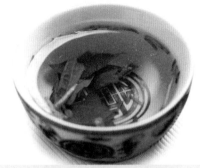

金钱草和迷迭香合用，有助于利尿排石。

　　迷迭香 15 克，金钱草 10 克，绿茶 8 克。金钱草、迷迭香用水过滤，连同绿茶一起置于热开水中浸泡 20 分钟，再将茶汤过滤即可饮用。此茶有助于清热解毒、利尿渗湿，可调理肝经湿热。

### 金钱草

- 性微寒，味甘、咸，归肝经、胆经、肾经、膀胱经。
- 适合体有湿热者。
- 气阴两虚者不宜食用。

## 茵陈荷叶茶清热除湿气

夏天湿气重的人可以喝茵陈荷叶茶，茵陈能清热利湿、利胆退黄，而荷叶能够清暑化湿、升发清阳。所以夏天经常喝茵陈荷叶茶，不仅能够祛湿气，还能清热消暑。

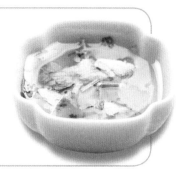

## 芡实茯苓糕

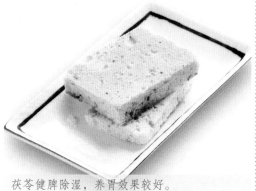

茯苓健脾除湿，养胃效果较好。

茯苓粉、芡实粉各7克，糯米粉20克，白糖60克，小麦面粉80克，酸奶120克，鸡蛋4个。将糯米粉、小麦面粉、茯苓粉、芡实粉、蛋黄混合，搅拌成黏稠的糊状；白糖分3次加入蛋清中打发。面糊与打

发后的蛋清混匀后倒入容器，大火蒸10分钟即可。本品利水渗湿，可缓解肝经湿热引起的白带异常。

### 🍴 芡实

- 性平，味甘、涩，归脾经、肾经。
- 适合遗精、滑精、遗尿、尿频、脾虚久泻者。
- 便秘、尿赤者慎用。

## 茵陈粳米粥

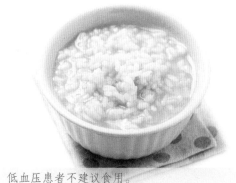

低血压患者不建议食用。

茵陈40克，粳米60克。茵陈洗净，煎煮30分钟，去渣留汁；粳米淘洗干净，加入茵陈汁和适量水煮成粥即可。可根据个人习惯加入冰糖。茵陈清利湿热、

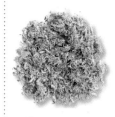

利胆退黄，主治湿热黄疸。

### 🍴 茵陈

- 性微寒，味苦、辛，归脾经、胃经、肝经、胆经。
- 适合黄疸尿少、湿疮瘙痒者。
- 脾胃虚寒者不宜食用。

# 胃胀、呕吐，
# 病根可能在肝

出现胃胀、呕吐的情况，大家可能习惯性地认为是脾胃出了问题，然后就会一门心思调理脾胃，但往往效果不佳，这是因为病根有可能不是脾胃，而是肝。当肝出现问题时，会影响胃，中医称其为"肝气犯胃"。肝气犯胃是肝失疏泄，横逆犯胃，胃失和降所表现的症状。

---

### 肝气犯胃的原因及影响

肝气犯胃的原因主要与情志不畅有关。长期的情绪刺激，如忧思、恼怒等，会导致肝气郁结，进而出现肝气犯胃的症状。

肝气犯胃时胃失和降，会引起反酸、恶心、呕吐等症状。另外，此证还会导致胃脘部闷胀、胸腹部难受，疼痛感明显，也容易影响胃部的消化功能，造成消化不良。

| 症状 | 胸胁胀痛 | 胃痛、头痛 |
|---|---|---|
| |  |  |
| 原因 | 肝气郁结，疏泄失职，情志受影响，会出现胸胁胀痛的症状，还会伴随经常叹气的情况。 | 若肝郁日久，横逆犯胃，则可表现为胸胁、胃脘疼痛剧烈；若是循着经络上行，上扰清窍，就会出现头晕、头痛的症状。 |

## 肝气犯胃的调理原则

肝气犯胃的调理原则是疏肝理气、和胃止痛。

饮食上，要注意养成规律的饮食习惯，避免暴饮暴食，少吃辛辣刺激的食物，可以多吃一些容易消化的食物，比如小米粥、鸡蛋羹等。

如果在平时有不良的生活习惯，比如吸烟、饮酒、熬夜等行为，需要改掉这些不良生活习惯，否则不利于病情的恢复。

如果肝气犯胃情况比较严重，就需要在医生指导下，通过服用疏肝理气的药物来调理改善，如柴胡疏肝散、半夏厚朴汤等。

另外，还需要注意情绪方面的调整，尽量少生气、发怒，因为肝和胃都是情绪器官，只有调畅好情绪才有利于病情的改善。

## 快走养肝

快走是一项方便的有氧运动，不受年龄、性别、时间、场地的限制，操作简单，锻炼效果明显。

迈大步，后脚跟先着地，然后过渡到脚底、脚趾，接着再以脚趾用力蹬离地面，膝盖微屈，抬头挺胸，腰背挺直，双臂主动摆动。摆动双臂要有节奏地摆到胯后。开始快走时，每天可以走10分钟，再根据身体情况逐渐增加到45分钟至1小时。

经常快走可以增强肝脏功能，提高新陈代谢，消耗体内多余的脂肪，防止脂肪肝的形成。

---

| 纳差 | 吞酸 | 大便干结 |
|---|---|---|
|  |  |  |
| 肝疏泄失常，影响脾胃运化功能，容易引起纳差、不思饮食、腹胀等。 | 肝气横逆，长时间停滞于胃，胃气受阻不降反升，影响胆汁的排泄，随胃气上泛，出现吞酸的症状。 | 若火气灼伤肝阴，耗伤胃津，脾胃的运化和腐熟功能就会出现问题，表现为大便干结。 |

# 舒肝和胃中药方

　　由于肝气犯胃常常伴随脾胃功能减弱，因此在治疗过程中需要注重健脾和胃，选用能够健脾益气、和胃降逆的中药方剂。

## 左金丸

组方 吴茱萸 30 克，黄连 180 克。

用法 以上药材研为末，水泛为丸[①]或蒸饼为丸[②]，温水下 50 丸。亦可直接煎成汤剂。

功效 清泻肝火、降逆止呕，主治肝火犯胃引起的胁肋灼痛、呕吐、口苦、嘈杂吞酸。

## 四逆散

组方 甘草（炙）、枳实、柴胡、白芍各 6 克。

用法 水煎服。

功效 行气解郁、疏肝理脾，主治肝脾不和引起的胁肋胀闷、脘腹疼痛、脉弦等。

## 半夏厚朴汤

组方 半夏 24 克，厚朴 9 克，茯苓 12 克，生姜 15 克，苏叶 6 克。

用法 水煎服。

功效 行气散结、降逆化痰，主治胸膈满闷，或咳或呕。

方中多辛温苦燥之品，仅适用于痰气互结而无热者，若见阴伤津少者，不宜使用本方。

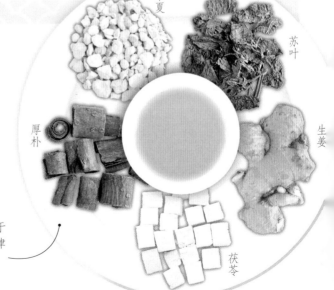

**半夏厚朴汤**

---

①水泛为丸，指用清水或药汤将药材粉末制作成丸药。
②蒸饼为丸，将药材粉末用面粉拌匀后调匀为丸，再蒸熟。

# 清肝养胃穴位方

　　想要改善肝气犯胃，除了按摩特定穴位，如合谷穴、大敦穴等，也可以经常敲打肝经。由于肝经的运行时间是凌晨 1~3 点之间，此时宜熟睡养肝。因此临睡前按摩肝经效果较好。

## 合谷穴

**取穴** 右手拇指、食指张开呈 90°，左手拇指指间关节横纹压在右手虎口上，指尖点到处即是。

**方法** 按摩时，一手拇指放在另一手合谷穴上，轻柔和缓地进行旋转按揉，每分钟 80~120 次，每次 1~3 分钟，每天按摩 2~3 次。

**功效** 清热解表、镇静止痛，有助于缓解肝气犯胃引起的胃部疼痛、发热等不适症状。

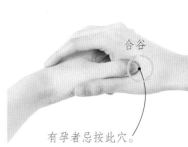

合谷

有孕者忌按此穴。

## 大敦穴

**取穴** 坐位，大趾趾甲外侧缘与下缘各作一垂线，其交点处即是。

**方法** 食指置于大敦穴，按压时用力要由轻到重，稳而持续，每次 3~5 分钟。

**功效** 疏肝解郁，有利于缓解肝气犯胃所导致的胃脘痛、嗳气、呕吐等症状。

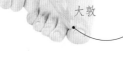

大敦

在日常保健中此穴常可缓解疝气、遗尿、小便淋漓不止等病症。

## 肝俞穴

**取穴** 肩胛骨下角水平连线与脊柱相交处，下推 2 个椎体，正中线旁开 2 横指处即是。

**方法** 用拇指按压在肝俞穴上，力度以局部酸胀感为宜，每次按压持续 10 秒然后解除压力 3 秒，一压一松为一个循环，每次按摩时间 5 分钟为宜，每天进行 1~2 次即可。

**功效** 疏肝理气，有助于缓解胁肋疼痛。

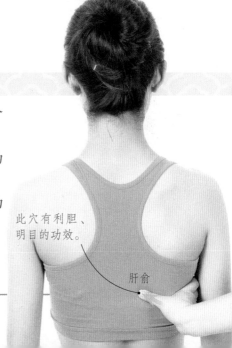

此穴有利胆、明目的功效。

肝俞

# 理气降逆食疗方

　　虽然肝气犯胃的病根在肝，但是调理时应肝脾同调，饮食上可选择疏肝理气、和胃止痛的食物，常见的有玫瑰、蒲公英、佛手、白萝卜、陈皮等。同时也应注意营养均衡，不挑食，避免食用刺激、油腻的食物。另外，也要注意选择合适的做菜方式，少油少盐。

## 玫瑰枣饮

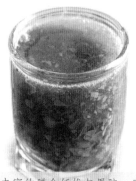

黑枣含有丰富的膳食纤维与果胶，可以帮助消化。

　　黑枣 5 颗，玫瑰花适量。黑枣洗净，去核，切块；玫瑰花洗净，撕碎。黑枣与玫瑰花同入榨汁机中榨汁即可。玫瑰花疏肝气、养胃气，黑枣健脾养胃，此饮有助于缓解肝气犯胃引起的胃脘疼痛。

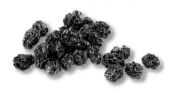

### 🍴 黑枣

- 性平，味甘、涩，归脾经、胃经。
- 适合骨质疏松、产后贫血者。
- 糖尿病患者不宜食用。

## 蒲公英炒鸡蛋

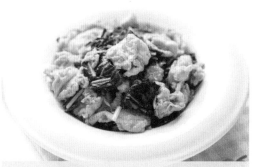

蒲公英可清热、消肿散结，还有一定的催乳作用。

　　蒲公英 30 克，鸡蛋 1 个，盐、生抽、油各适量。蒲公英洗净；鸡蛋打入碗内，加入少量盐，搅匀。锅中倒油，油热后放入鸡蛋，炒熟鸡蛋后加入蒲公英，加盐、生抽，再翻炒片刻即可。蒲公英善清肝热、护胃气、消结肿，有助于缓解肝气犯胃导致的胃胀、吞酸。

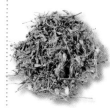

### 🍴 蒲公英

- 性寒，味苦、甘，归肝经、胃经。
- 适合咽喉肿痛者。
- 阳虚外寒、脾胃虚弱者不宜食用。

## 健脾养肝吃陈皮

陈皮可以理气健脾、燥湿化痰、养肝护肝，对于脾胃虚弱和气滞证有很好的食疗效果。胃脘部和肠道出现胀满，可以用陈皮配伍半夏、茯苓、炒枳实、炒白术、木瓜、炙甘草、香附、砂仁等药缓解症状。

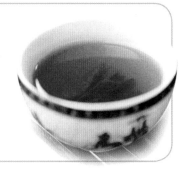

| 姜汁砂仁粥 | 陈皮粥 |
|---|---|

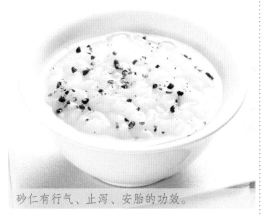

砂仁有行气、止泻、安胎的功效。

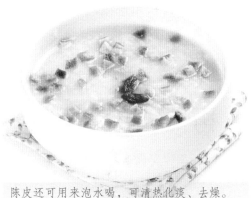

陈皮还可用来泡水喝，可清热化痰、去燥。

生姜汁10毫升，砂仁10克，粳米50克。粳米淘净煮粥，待粥将熟时加入砂仁、生姜汁，再煮2~3沸即成。此粥化湿开胃、温中止呕，能够缓解肝气犯胃引起的胃痛、呕吐等症状。

陈皮10克，粳米适量。陈皮洗净，切碎；粳米淘洗干净，泡30分钟。锅中加入陈皮粒、粳米和适量清水，大火煮开后小火煎煮20~30分钟，煮至米烂即可食用。此粥消滞健胃、降逆止呕，有助于缓解腹胀、嗳气、食欲不振、消化不良等症状。

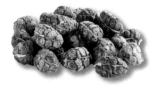

### 🥄 砂仁

- 性温，味辛，归脾经、胃经、肾经。
- 适合脾胃气滞者。
- 体质阴虚者不宜食用。

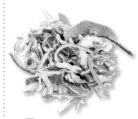

### 🥄 陈皮

- 性温，味辛、苦，归脾经、肺经。
- 适合呕吐、泄泻者。
- 火热内炽者慎用。

# 保养肝脏
# 从生活细节开始

肝脏被称为"沉默的器官"，因为肝脏受损的前期，一般不会有明显的症状，但当身体出现明显症状时，说明病情已经很严重了。所以在生活中，我们应该注意养护肝脏。日常保健对肝脏养护十分重要，以下几点需要注意。

## 再忙也要吃早餐

由于早晨上班时间紧张，不少上班族顾不上吃早餐，其实这对肝脏危害很大。

人在空腹时体内胆汁中的胆固醇浓度特别高。在正常吃早餐的情况下，胆囊收缩，胆固醇随着胆汁排出。如果不吃早餐，胆囊不收缩，胆汁不能顺利排泄，长期下去就容易生成胆结石。

另外，不吃早餐，人体得不到足够的营养供给，就不得不消耗肝脏中的营养物质。这样，肝脏的营养不仅要供自己使用，还要满足身体其他部位的需求，负担会更重。

但是，早餐也不能吃得太早，否则会干扰胃肠的休息，加重消化系统的负担。起床后半小时左右吃早餐比较合适。早餐可以经常变换花样，这样有助于全面摄取营养，达到营养均衡。

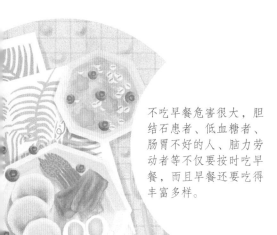

不吃早餐危害很大，胆结石患者、低血糖者、肠胃不好的人、脑力劳动者等不仅要按时吃早餐，而且早餐还要吃得丰富多样。

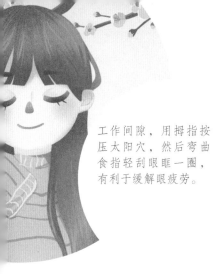

工作间隙，用拇指按压太阳穴，然后弯曲食指轻刮眼眶一圈，有利于缓解眼疲劳。

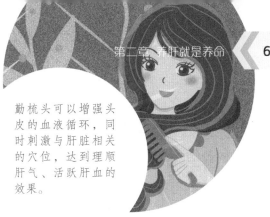

勤梳头可以增强头皮的血液循环，同时刺激与肝脏相关的穴位，达到理顺肝气、活跃肝血的效果。

# 累了闭闭眼

养肝有个简便方法就是闭目养神。人体五脏六腑的精气都上注于眼睛，闭目休息既能保护眼睛、调养精神，还有益肝脏。

上班族长时间看手机、电脑等电子产品，导致眼睛过度疲劳，就会引发眼干涩、视物模糊等症状。

中医认为，"久视伤血"，肝受血而能视，久视便会伤肝。闭目静坐休息时，能使更多血液流注于肝脏，再配合做一些护眼运动，能很好地改善头晕眼花、视物模糊、眼睛干涩、眼肌疲劳等症状。

# 春天多梳头

《养生论》中说："春三月，每朝梳头一二百下。"

在春季，每天梳头是很好的养生保健方法。因为春天是自然阳气萌发的季节，立春后自然界生机勃勃，万物欣欣向荣，这时人体的阳气也顺应自然，有向上向外升发的特点，表现为毛孔逐渐舒展，代谢旺盛，生长迅速。所以，春天梳头正符合春季养生的这一要求，有宣行淤滞、疏利气血、通达阳气的重要作用。

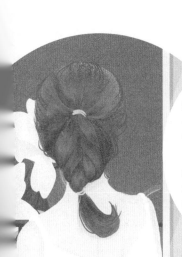

凝视远方也可以达到保护视力、养肝护肝的目的。当看东西时间久了，可以凝视远处25秒，回看近处5秒，来回交替20次，可以缓解眼疲劳。

### 春季适宜养肝

春季适宜养肝，中医理论中，肝脏具有春季"木"的属性，这个季节早睡早起，早晨散步，放松身体，多晒太阳，使气机随着春天升发，这是顺应天时的养生法。另外，春季养生应注意少吃酸冷辛辣，多喝水。

# 这些习惯容易伤肝，要远离

中医讲，百病之源，根在肝脏。肝不好，人就容易生病。生活中应该远离这些容易伤肝的坏习惯。

## ⚠ 不要频繁染发

大部分染发剂中都含有有毒物质，比如硝基苯、苯胺等。这些物质很容易被皮肤吸收，危害人体健康。

如果长期使用染发剂，即便每次使用时只有一点点被皮肤吸收，也会在体内蓄积，需要肝脏来分解。所以，频繁染发会让肝脏很累。有些染发剂中的化学物质与体内某些细胞结合，还会损害细胞核内脱氧核糖核酸，引起细胞突变，从而诱发皮肤癌、膀胱癌、白血病等，这就是俗话所说的"病从发入"。

> ### 这些穴位可以助眠
>
> 如果睡得不好，可以按揉安眠穴、神门穴、心俞穴来养心安神，促进睡眠。

## ⚠ 不要熬夜

每天 1:00 至 3:00 是肝经当令的时间，要保证这个时间段的睡眠。

当人在活动的时候，需要的血液比较多，为此肝中所藏的血液也就比较少。到了晚上，人的活动量减少，需要的血液也相对减少，多余的血液就会回归肝脏中被贮藏，发挥滋养肝脏的功效。如果经常熬夜，则血液不能归于肝脏，导致肝失所养，不利于肝脏的健康。如果本身患有肝病，还经常熬夜，则会加重病情。成人每天要保证 6~7 小时的睡眠。

另外，熬夜还会造成内分泌失调，降低免疫力，并且容易引发抑郁症等精神疾病。

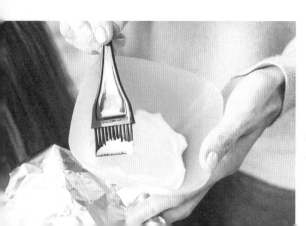

有的染发剂还含有醋酸铅，其含铅量是家用油漆含铅量的数倍。

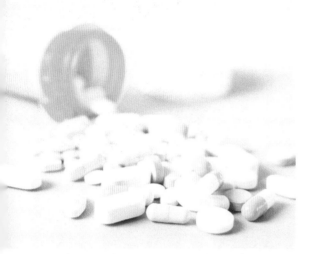

目前，滥用药物导致的肝损伤在肝病中占比很高。

# ⚠ 不要滥用药物

肝脏对一些有毒物质比较敏感，滥用药物可能会出现药物性肝炎。

污染物、毒物、药物、酒精、各种食品添加剂进入人体，全凭肝脏代谢来解毒。大量吃药、食品不安全、饮酒、熬夜会让肝脏总是处于活跃状态，不能休息，令其疲劳。

另外，肝病患者迷信保肝药的功效，对于自称有"保肝"作用的药物不加节制地服用，以为多多益善。但是保肝药不是保健品，长期不合理地服用，只能加重肝脏负担，使病情加重，有的还会扰乱人体正常的免疫机能，使病情恶化。

# ⚠ 喝酒别贪杯

饮酒无度对肝的危害很大，酒精性脂肪肝是肝受损后比较容易出现的表现。

人喝酒之后，95% 以上的酒精会通过肝脏代谢掉。如果喝太多酒，肝脏的负担加重，同时酒精的毒性会损伤肝细胞，降低肝脏的工作效率和解毒能力。

酒精性脂肪肝如果不能及时治疗，久而久之就会造成肝细胞纤维化，接着进一步演变为酒精性肝病，如果情况继续恶化下去，还可能转化成肝硬化或者肝癌。

## 如果喝酒不可避免，要注意这几件事

○ 不要空腹喝酒。
○ 喝酒时不要吸烟。
○ 酒后不要马上洗澡。

# ⚠ 少吃大鱼大肉

很多人都认为天天吃大鱼大肉很营养，但当他们真正这样做的时候却发现身体会出现种种不良信号，比如，会莫名其妙地感到疲倦、头晕、体力不支等。大鱼大肉中含有很高的脂肪，适当摄入可以供给人体能量，维持人体正常的生理功能。但是如果过多地食用，不仅会导致肥胖，还可能会患上脂肪肝、糖尿病、高血压等疾病。

肝脏可以将脂肪分解，可是如果经常食用肥甘厚腻，摄入的脂肪太多，肝脏就会很忙。有一天它工作不动了，难以分解的脂肪就会逐渐在肝细胞内堆积，慢慢地脂肪肝就出现了，如果进一步恶化还可能会引发肝纤维化，继而发展成肝硬化、肝癌等严重疾病。

*如果患上脂肪肝，要注意调整饮食结构，不要吃动物内脏和油腻食物，多吃蔬菜水果，清淡饮食。*

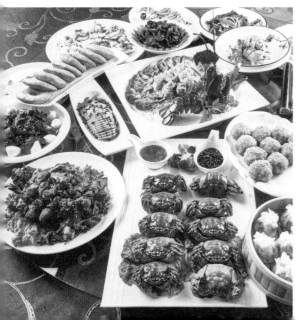

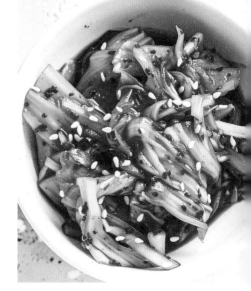

*腌制是古代保存蔬菜的方法，如今冰箱普及，尽量少吃腌制食品。*

# ⚠ 少吃腌制食品

腌制食品如酸菜、泡菜中含有一些有毒杂质，比如亚硝酸盐、硝酸盐等。这些杂质会在人体中被合成为化学致癌物——亚硝胺，如果经常食用腌制食品，就可能诱发肝癌。

腌制食品不仅含有有毒成分，在腌制过程中还会破坏一些营养物质，比如维生素。腌制蔬菜时，蔬菜中的维生素C会受到破坏，甚至"毁灭殆尽"。

如果实在很喜欢腌制食品，可以适当做一些处理，减少其中的毒素对人体的损害。比如水煮，很多腌制食品中的致癌物通过水煮会明显减少。

鉴于腌制食品的危害，肝脏有问题的人尽量不要吃。

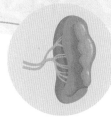

# 第三章

# 脾不虚，病不扰

中药
调理

穴位
调理

饮食
调理

　　有的人脾胃不好，容易拉肚子、嗳气、食欲不振，吃了很多胃药都不管用，这其实是没有找对病根。脾胃疾病的证型有很多，比如脾气虚、脾阳虚、湿邪困脾等。不同证型的脾胃病在调理时也有不同的原则，只有分清证型，才能找准病根，对症下药。本章选取与脾密切相关的常见问题，并通过典型症状及中药、穴位、饮食等多种调理方式，帮大家分清证型，综合调理，呵护好自己的脾胃。

# 乏力、肥胖，
# 也可能是脾气虚

很多人以为胖是因为吃得太多，但是有些人吃得不多却也很胖，这样的"胖子"容易感到身体困重，总是一副无精打采的样子。其实这是一种"虚胖"，多是脾气虚所致。脾气虚是指脾脏运化功能减弱，导致气血生化不足。

### 脾气虚的原因及影响

脾气虚多与饮食不节、情志失调、病后失调、劳倦过度等原因有关。

脾脏主运化，即运化水谷精微，若脾气虚，则脾的运化功能下降，表现为不思饮食，或腹胀，或因水谷精微不能正常运输和转化导致便溏，即大便溏稀，甚至夹有不消化食物；脾气虚导致气血生化不足，出现精神不振、乏力困倦等症状，或水谷不能正常运化，出现浮肿、面黄肌瘦。当然，脾气虚的患者有的很瘦，也有的虚胖，并伴有身体乏力、面色萎黄、舌体胖大有齿痕、脉象缓弱等症状。

| 症状 | 腹胀 | 大便溏稀 | 肢体倦怠 |
|---|---|---|---|
| |  |  | |
| 原因 | 脾气不足，水谷不化，气机不畅，故见食少、腹胀；食后脾气更亏，故食后更胀。 | 脾失健运，清浊不分，水湿流注肠中，故大便溏稀。 | 脾气不足，精微不能输布，气血生化乏源，不能充达四肢、肌肉，机体失养，故肢体倦怠、神疲乏力、气短懒言。 |

## 脾气虚的调理原则

脾气虚在调理上要注意益气健脾。

饮食上，平时要养成良好的饮食习惯，避免进食辛辣、刺激、油腻、生冷的食物，不要暴饮暴食，三餐要规律。饮食要以清淡、易消化的食物为主，还可以适当进食补气类的食物，比如山药、粳米、大枣等。

运动上，应该坚持进行体育锻炼，比如跑步、跳绳、登山、骑单车、打太极拳等，有助于提高机体的免疫力，增强自身的体质，从而改善脾气虚弱的症状。

情志上，平时注意保持心情愉悦，避免在生活中经常出现悲伤、恐惧、焦虑以及恼怒等负面情绪，以免伤及脾脏，继而加重脾气虚弱的症状。保持良好的情绪将能有效养护脾和其他脏器，对改善脾气虚弱的症状十分有利。

## 跳绳调理脾气虚

跳绳属于有氧运动，可以促进血液循环，增加肺活量，锻炼身体，增强免疫力。跳绳还能促进肠胃蠕动，改善厌食、嗳气、腹胀的情况。

身体自然站立，两脚稍错开，面朝前，目视前方3米左右。两手分别握住绳两端的手柄，通常情况下以一脚踩住绳子中间，两臂屈肘将小臂抬平，绳子被拉直即为适合的长度。

每天宜跳绳30分钟左右，可根据自身体质状况调整运动时间和运动强度。

| **肥胖** | **面黄、苔白** | **精神不振** |
| --- | --- | --- |
|  |  |  |
| 若脾气亏虚，水湿不运，泛溢肌肤，则可见肥胖、浮肿。 | 气亏血少，不能上荣于面部，故面色萎黄；舌淡苔白，脉缓弱为气虚之症。 | 气血亏虚，中气不足，故精神不振、少气懒言、形体消瘦。 |

# 补中益气中药方

脾气虚弱时，气血生化不足，因此治疗时除了注意健脾益气，还需要调和气血，使气血畅通。其中补中益气汤、四君子汤为调理脾气虚的经典方剂。若脾虚兼痰湿，可选香砂六君子汤。

## 补中益气汤

**组方** 黄芪18克，甘草（炙）、白术各9克，人参（去芦）、柴胡、升麻、橘皮（不去白）各6克，当归（酒焙干或晒干）3克。

**用法** 水煎服。或作丸剂，每次服10~15克，每日2~3次，温开水或姜汤送下。

**功效** 补中益气、升阳举陷，主治脾虚气陷引起的饮食减少、体倦肢软、少气懒言、大便溏稀，气虚发热引起的身热、自汗、渴喜热饮、气短乏力。

## 香砂六君子汤

**组方** 人参、半夏各3克，白术6克，甘草、木香各2克，陈皮、砂仁各2.5克。

**用法** 上加生姜6克，水煎服。

**功效** 益气化痰、行气温中，主治脾胃气虚、痰阻气滞引起的呕吐痞闷、不思饮食、脘腹胀痛、消瘦倦怠，或气虚肿满。

## 四君子汤

**组方** 人参、白术、茯苓各9克，甘草（炙）6克。

**用法** 水煎服。

**功效** 益气健脾，主治脾胃气虚引起的面色萎黄、语声低微、气短乏力、食少便溏。

本方适用于慢性胃炎、胃及十二指肠溃疡等属脾气虚者。

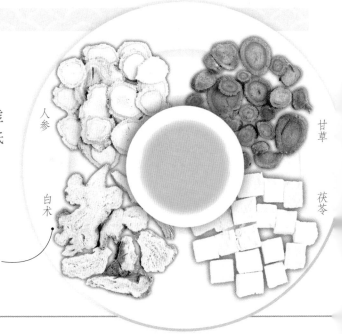

人参

甘草

白术

茯苓

**四君子汤**

# 补气健脾穴位方

　　常用的补气穴有中脘穴、气海穴、关元穴、足三里穴、天枢穴等，中脘穴、气海穴、关元穴都是任脉上的穴位，属于奇经八脉，有阴脉之海之称，具有调节阴经气血的作用；足三里穴、天枢穴是足阳明胃经的穴位，这几个穴位都是补益要穴。

## 中脘穴

**取穴** 在上腹部，前正中线上，剑胸结合与肚脐连线的中点。

**方法** 用拇指或食指指腹按压中脘穴约30秒，然后按顺时针方向按揉约2分钟。

**功效** 和胃健脾、通调腑气，可改善胃痛、胃胀、腹泻、便秘等症状。

中脘穴为胃之募穴，八会穴之腑会。

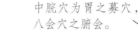

中脘

## 气海穴

**取穴** 找到肚脐，肚脐中央向下2横指处即是。

**方法** 用食指或中指指腹按揉气海穴3~5分钟。

**功效** 益气助阳、调经固精，可改善气虚乏力、腹痛、泄泻、完谷不化等症状。

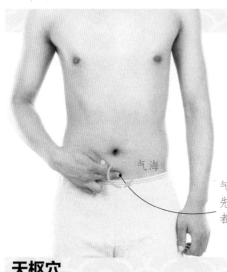

气海

气海穴为补气常用穴，对先天体弱、后天劳损太过者有很好的保健作用。

## 天枢穴

**取穴** 仰卧，肚脐旁开3横指，按压有酸胀感处即是。

**方法** 用食指或中指按揉天枢穴2分钟。

**功效** 健脾祛湿、理气和胃，可以改善腹胀腹痛、便秘、腹泻等症状。

经常腹痛者可常按此穴。

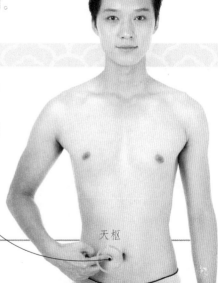

天枢

# 补虚开胃食疗方

脾气虚的患者应以补中益气为主要原则，可以选择能够增强脾胃功能、提升中气的食物，比如鸽肉就非常适合调理脾气虚，有"一鸽胜九鸡"的说法。脾气虚可能导致体内湿气滞留，因此还需注意健脾化湿，选择具有利湿作用的食物。另外，食疗应以温和为主，避免食用过于刺激或寒凉的食物，以免损伤脾胃。

| 黄芪枸杞茶 | 人参鸡汤 |
| --- | --- |

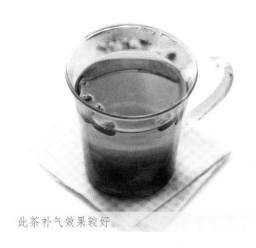

此茶补气效果较好。

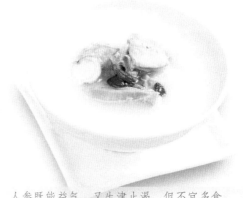

人参既能益气，又生津止渴，但不宜多食。

大枣1颗，黄芪5克，枸杞子适量。黄芪、枸杞子、大枣洗净，一同放入砂锅中，加适量水，先大火煮沸，再转小火煎30分钟即可。此茶健脾补气、补血益精，有助于缓解脾胃气虚引起的乏力、神疲懒言。

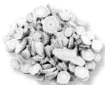

人参片5克，鸡块500克，枸杞子、姜片、盐各适量。锅中加水，放入姜片、鸡块、人参片，大火煮沸，转小火煲40分钟，再放入枸杞子，加盐调味即可。此汤有助于大补元气，能够改善脾气虚弱导致的身体乏力、腹胀等症状，同时还可以增强人体免疫力。

**黄芪**

- 性微温，味甘，归脾经、肺经。
- 适合气虚者。
- 体质偏热者不宜食用。

**人参**

- 性微温，味甘、微苦，归脾经、肺经、心经、肾经。
- 适合身体虚弱、气血不足者。
- 体质湿热者不宜食用。

## 气血亏虚吃党参

党参可以补中益气，对于脾胃虚弱、气血两亏引起的体倦乏力、食少、久泻、脱肛、心悸气短、虚喘咳嗽等症状有一定的缓解作用。党参还可以养血生津，对于津伤口渴、内热消渴等症状也有一定的缓解作用。

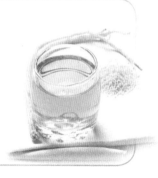

## 党参大枣茶

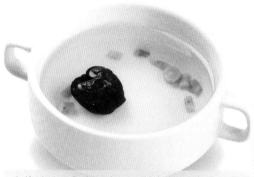

此茶适用于气血两虚、心悸气短、疲倦乏力等症状。

党参6克，大枣适量。党参切片，洗净；大枣洗净。将党参片和大枣一起放入锅中，加入适量水，大火煮沸后再用小火煲10分钟即可。此茶补气养血、健脾和胃，对于缓解脾气虚引起的乏力、食欲不振等症状有很好的效果。同时，此茶还可以帮助改善睡眠质量。

### 党参

- 性平，味甘，归脾经、肺经。
- 适合脾胃虚弱、气血不足者。
- 体内有实热者不宜食用。

## 鸽肉粥

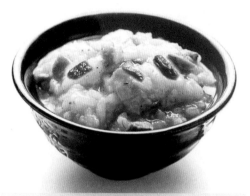

鸽肉营养价值很高，有"一鸽胜九鸡"的说法。

粳米50克，鸽肉、枸杞子、盐各适量。鸽肉洗净，切块，汆烫；粳米、枸杞子分别洗净。锅中加水，放入粳米、鸽肉一同煮粥，粥快熟时，放入枸杞子，加盐调味即可。此粥益气补血、健脾补虚，有助于缓解乏力、劳后虚损等症状。

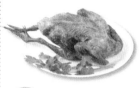

### 鸽肉

- 性平，味咸，归肝经、肺经、肾经。
- 适合老人、儿童、体虚病弱者。
- 消化不良、食积胃热者不宜食用。

# 腹泻、腹胀，可能与脾阳虚有关

有的人饮食稍多或者一吃寒凉食物就会出现腹泻的症状，还有的人长时间心情不好也会腹泻，这可能与脾阳虚有关。脾阳虚是指脾阳虚衰，失于温运，阴寒内生，多由脾气虚进一步发展而来。

### 脾阳虚的原因及影响

脾阳虚和饮食、情志、生活习惯等有关。饮食不规律、过食寒凉等，容易损伤脾阳，导致脾阳虚；长期的精神紧张、忧虑、郁闷、悲伤等情志不畅，也会消耗脾阳，引起脾阳虚；生活习惯不规律、睡眠不足、劳累过度等，也会造成脾阳虚。

脾是后天之本，是气血生化之源，所以一旦脾出现问题，身体容易生病。

脾阳虚多会引起脾胃病，如腹痛、腹胀、少食、泄泻、痢疾、痰饮、水肿、鼓胀等。脾阳虚在临床上会表现出一些虚寒的症状，如畏寒怕冷、四肢不温、乏力、面白少华或虚浮、口淡不渴、大便稀溏、舌淡胖苔白滑、脉沉迟无力等。

| 症状 | **腹泻、肠鸣** | **水肿** | **腹胀** |
|---|---|---|---|
| |  |  |  |
| 原因 | 脾阳虚时，运化水谷和水湿的能力会出现问题，会导致腹泻、肠鸣的症状出现。 | 脾阳气不足时，脾运化水湿的能力出现问题，使得多余的水湿无法运出体外，外溢肌肤造成身体水肿。 | 消化功能主要由脾来承担，当脾阳气不足时，就无力运化，吃进去的食物堆积在腹部，出现腹胀的症状。 |

## 脾阳虚的调理原则

脾阳虚的调理原则是补脾温阳。

饮食上，调整饮食习惯，保证每日三餐，饮食规律，不暴饮暴食。多吃温热性食物，如生姜、羊肉、海参等。少吃寒凉性食物，如西瓜、草莓、绿豆等。

可以适当进行体育锻炼，比如慢跑、打羽毛球、游泳等，有助于促进体内血液循环，在一定程度上也可以增强自身的免疫力。

生活中，平时要注意多休息，保证充足的睡眠时间，避免熬夜，同时还要注意保暖，避免受凉。

重视情绪调理，中医学很早就认识到"情志伤胃"，古代先贤对于脾胃的调理一般更注重"调节情绪"。

## 拍拍手，也能补阳气

中医认为，早晨太阳初升，天地间的阳气开始升腾，此时拍手可以振奋阳气，促进阳气的升发，疏通全身的气机。

拍手方法有实心拍、空心拍和局部拍。实心拍就是掌对掌，手指对手指，均匀用力拍击，力度宜逐渐加重，时间20~30分钟，以能刺激到手掌穴位和反射区为宜。空心拍就是手掌相对，掌部弓起，手指和手掌边缘相对拍手，时间以30~40分钟为宜。局部拍就是手指对拍、掌心对拍、掌背互拍、虎口对拍，时间不限。

### 肢体乏力

脾脏阳气不足，无法温煦脏腑以及形体，患者可出现肢体乏力、面色无华、精神疲惫等症状。

### 腹痛喜按

阳虚生内寒，寒主收引、主疼痛，所以会感到腹痛。寒邪凝滞，气血运行不畅，揉按可帮助气血运行，所以喜温喜按。

### 食欲减退

脾阳虚导致运化出现问题，水谷不能腐熟，脾气不升，同时胃气上逆，会出现食欲减退的情况。

# 健脾中药方

　　对于脾阳虚的患者，用药上应遵循温补、调和两大原则，选择具有温阳散寒、补脾益气的中药，如人参、黄芪，还要注意调和脾胃的升降功能，使气血运行顺畅。

## 温脾汤

〔组方〕大黄 15 克，当归、干姜各 9 克，附子、人参、芒硝、甘草各 6 克。

〔用法〕水煎服。

〔功效〕攻下冷积、温补脾阳，主治阳虚寒积引起的腹痛便秘、脐下绞结、手足不温、苔白不渴、脉沉弦而迟。

## 实脾散

〔组方〕厚朴（姜制，炒）、白术、木瓜、木香、草果、槟榔、附子（炮）、茯苓、干姜（炮）各 30 克，甘草（炙）15 克。

〔用法〕加 5 片生姜，1 颗大枣，水煎服。

〔功效〕温阳健脾、行气利水，主治脾肾阳虚、水气内停引起的下半身水肿、手足不温、口中不渴、胸腹胀满、大便溏薄等。

## 附子理中丸

〔组方〕附子（炮）、人参、干姜（炮）、甘草（炙）、白术各 90 克。

〔用法〕研为细末，炼蜜为丸，每次服 1 丸（6 克），用水化开后，空腹、饭前稍热服之。

〔功效〕温阳祛寒、补气健脾，主治脾胃虚寒较甚或脾肾阳虚引起的脘腹疼痛、下利清稀、恶心呕吐、畏寒肢冷，或霍乱转筋等。

用药期间应忌生冷、油腻、不易消化的食物。

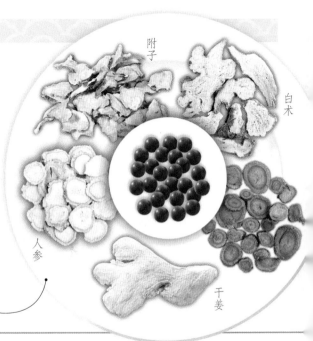

附子

白术

人参

干姜

**附子理中丸**

# 补阳穴位方

　　选择能够温补脾阳、增强脾胃功能的穴位进行按摩，以改善脾阳虚带来的消化不良、腹胀、腹泻等症状。按摩时间可选择在上午的 9 点至 11 点，此时阳气上升，按摩效果更佳。

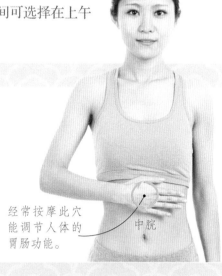

## 中脘穴

**取穴** 在上腹部，前正中线上，剑胸结合与肚脐连线的中点处即是。

**方法** 掌根贴于中脘穴上，每次揉 2~5 分钟，大概 200 次为宜。

**功效** 中脘穴是任脉上的腧穴，能够温阳散寒、健脾和胃，有助于缓解由脾阳不足引起的消化系统疾病。

经常按摩此穴能调节人体的胃肠功能。

中脘

## 神阙穴

**取穴** 在上腹部，肚脐中央处即是。

**方法** 双手掌心覆于穴位，向下按，顺时针按揉。选择空腹或饭后 2 小时揉，从每次 5 分钟开始，逐渐增加至 10 分钟，甚至 30 分钟。以脐热或微微出汗为度。

**功效** 温阳补肾、健脾益气，有助于缓解阳气不足所致的疾病。

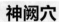

神阙

神阙穴一般不进行针刺治疗。

## 脾俞穴

**取穴** 肚脐水平线与脊柱相交椎体处，往上推 3 个椎体，正中线旁开 2 横指处即是。

**方法** 食指置于脾俞穴，向下按压，顺时针按揉 5 分钟左右即可。

**功效** 益气养血、温阳健脾、和胃降逆，有助于调理脾胃虚弱、气血不足引起的疾病。

此穴是脾气输注的部位，为脾脏保养要穴。

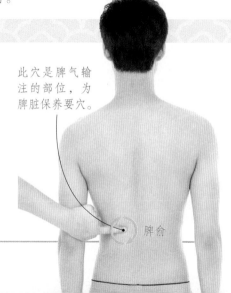

脾俞

# 补脾温阳食疗方

脾胃出现了问题，适合通过食疗的方式进行调理，正所谓"三分治七分养"。调理脾阳虚时，要注意选择补脾升阳的食物。脾阳虚与脾气虚也有一定的关系，正是脾气亏虚日久导致身体正气不足，出现了脾阳虚，所以也可选择补益脾气的食物或中药进行调理，比如山药、黄芪等。

| 山药薏苡仁粥 | 肉桂蜂蜜饮 |
|---|---|

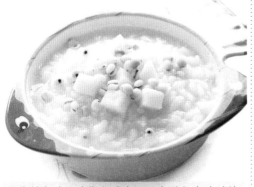

山药削皮时尽量戴上手套，以免引起皮肤过敏。

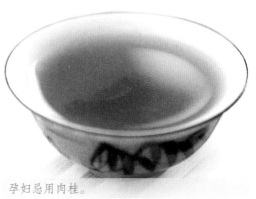

孕妇忌用肉桂。

山药 200 克，薏苡仁、粳米各 50 克。薏苡仁提前浸泡 4 小时；粳米淘洗干净；山药削皮、洗净，切成小块。将所有食材放入锅中，加入适量水，大火烧开，转小火熬煮至米烂粥稠即可。此粥健脾益气、渗湿止泻，适用于脾气虚弱、脾阳虚引起的腹泻等症。

肉桂 10 克，蜂蜜适量。肉桂加水 500 毫升煮 15 分钟，水温适宜后加入适量蜂蜜饮用。肉桂补火助阳、散寒止痛，且能引火归原，所以用来调理脾阳虚非常合适。

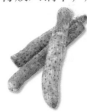

### 🍴 山药

- 性平，味甘，归肺经、脾经、肾经。
- 适合脾虚乏力、泄泻者。
- 脾胃积滞者不宜食用。

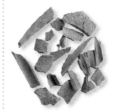

### 🍴 肉桂

- 性大热，味辛、甘，归肾经、脾经、心经、肝经。
- 适合虚寒腹痛、泄泻者。
- 有热性病症者不宜食用。

## 脾胃虚寒多喝羊肉汤

羊肉味甘，性热，归脾经、胃经、肾经，具有健脾温中、补肾壮阳、益气养血的功效，适用于虚劳寒冷、腰膝酸软、产后虚冷、寒疝腹痛等症状。脾胃虚寒的人不妨做一碗热腾腾的羊肉汤，里面可以加入生姜、八角温阳散寒，喝完脾胃就暖了。

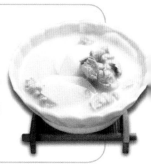

| 板栗炖羊肉 | 白扁豆山药粥 |
|---|---|

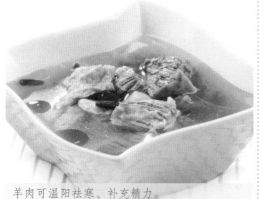

羊肉可温阳祛寒、补充精力。

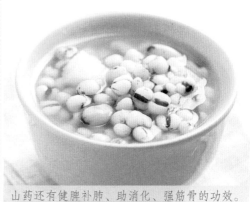

山药还有健脾补肺、助消化、强筋骨的功效。

羊里脊100克，板栗、枸杞子各15克，盐适量。羊肉洗净，切块；板栗去皮取肉，洗净。锅内加适量水，放入羊肉块，大火烧开，小火煮至半熟时，再加入板栗和枸杞子，继续煮20分钟，最后加盐调味即可。此汤是养脾助阳的佳肴，有补益虚劳的功效。

白扁豆30克，薏苡仁20克，山药50克。白扁豆、薏苡仁放入砂锅中，加入适量清水，大火煮沸转小火煲1小时，接着放入山药煮熟即可。此粥有健脾化湿的功效，适合脾阳虚生湿者食用。

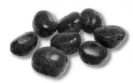

### 🍴 板栗

- 性温，味甘，归脾经、胃经、肾经。
- 适合肾虚、脾胃虚弱者。
- 糖尿病患者慎食。

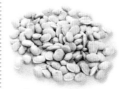

### 🍴 白扁豆

- 性微温，味甘，归脾经、胃经。
- 适合脾胃虚弱者。
- 气虚生寒者不宜食用。

# 月经过多、便血，脾不统血是病因

　　有的女性会有月经量过多的情况出现，若是伴随便血、崩漏等其他出血情况，很可能是中医所说的"脾不统血"。脾不统血是脾气虚不能摄血所致，而且与脾化生气血的功能也有密切关系，是在脾气虚的基础上进一步发展而来的病证。

### 脾不统血的原因及影响

　　脾不统血的病根在于脾气虚弱，其临床症状可分为两方面：一方面是脾气虚而运化无力，气血亏虚，可见食欲不振、食少纳差、身倦乏力、四肢倦怠、少气懒言、腹部胀满、面色萎黄、大便溏薄、脉缓弱等，这类症状具有明显的特异性，多见于各种脾胃虚证；另一方面是脾的统血功能失调，脾气虚而不能控制血液运行，血液可能会溢出脉外，表现为各种出血症状，可见大便出血，有些是先便后血，颜色较深，有些是大便发黑，还可见小便带血症状。女性患者通常会有月经过多的表现，色浅质薄或淋漓不尽，甚至出现崩漏。

| 症状 | 便血 | 衄血 | 全身疲乏 |
|---|---|---|---|
| |  |  | |
| 原因 | 脾气虚弱，不能统血摄血，血液不能循经脉流注，溢于经脉之外，出现便血的症状。 | 脾脏的功能减弱，血不归经，而上溢于口鼻诸窍，则出现衄血。 | 中医认为"脾主统血"，脾气亏虚，运化无力，没有足够的气推动血去濡养身体，由此导致全身疲乏。 |

## 脾不统血的调理原则

脾不统血的调理原则是补气摄血。

饮食方面，脾不统血患者平时可以吃一些滋润食物，比如百合、绿豆、大枣、甲鱼等。避免吃油腻、辛辣刺激性食物，如肥肉、辣椒、芥末、胡椒等，以免刺激脾胃，加重身体不适症状。

适当的运动可以促进血液循环，但是注意不要过度劳累，保持轻度运动即可，比如散步、打太极、练瑜伽等。

理疗方面，可以选择针刺有补气摄血、通经活络功效的穴位，例如气海穴、血海穴、脾俞穴、三阴交穴、足三里穴等穴位，艾灸关元穴、血海穴等穴位。

此外，患者还可以服用归脾汤、当归补血汤、人参养荣汤等方剂，也能起到较好的调理作用。

## 仰卧起坐养脾气

仰卧起坐是我们较为熟悉的一项运动。长期坚持做仰卧起坐不但可以增强脾气的运转和活力，改善脾胃气虚，还有助于增强体质。

动作要领：仰卧，两腿并拢屈膝，两手抱头，利用腹部力量，上身慢慢立起，形成坐姿，再慢慢向后卧平，如此连续进行。一起一卧为一次，刚开始练习时可以每分钟做15次左右，此后慢慢增加，直至做到30次左右。需要注意的是，中老年人不宜做此运动。

| 月经量多、崩漏 | 便溏 | 呕吐 |
| --- | --- | --- |
|  |  | 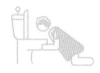 |
| 脾脏具有统摄血液的作用，如果脾虚不能统摄血液，就可能导致血液外溢，女性容易出现月经量过多、经期过长、崩漏等症状。 | 脾主运化，脾气虚则运化无力，水湿流注肠中，所以大便溏薄。 | 当脾气虚弱，气机失畅，胃气不得降而上逆，就会产生呕吐。同时还会伴有消化不良、食欲不振等症状。 |

# 补气养血中药方

　　脾不统血的主要原因是脾气虚弱，无法固摄血液，因此治疗时的首要原则为健脾益气，增强脾的运化功能。在健脾益气的同时，注重固摄止血，选用具有收敛止血作用的中药，防止血液流失。

## 归脾汤

**组方** 白术、当归、白茯苓、黄芪（炒）、远志、龙眼肉、酸枣仁（炒）各3克，人参6克，木香1.5克，甘草（炙）1克。

**用法** 加生姜、大枣，水煎服。

**功效** 益气补血、健脾养心，主治心脾气血两虚证，包括心悸怔忡、健忘失眠、虚热盗汗、体倦食少、面色萎黄；脾不统血证，如便血、皮下紫癜、妇女崩漏、月经超前、月经量多色淡或淋漓不止。

## 十全大补汤

**组方** 人参、川芎各6克，肉桂、甘草（炒）各3克，熟地黄、黄芪各12克，茯苓、白术、当归、白芍各9克。

**用法** 研为细末，每次服9克，用1盏水，加3片生姜、2颗大枣，同煎，不拘时候温服。

**功效** 温补气血，主治气血两虚证引起的面色萎黄、倦怠食少、头晕目眩、神疲气短、心悸怔忡。

## 黄土汤

**组方** 甘草、干地黄、白术、附子（炮）、阿胶、黄芩各9克，灶心黄土24克。

**用法** 先煎灶心黄土过滤取汤，再煎余药。阿胶烊化冲服。

**功效** 温阳健脾、养血止血，主治脾阳不足、脾不统血证，表现为大便下血，先便后血，以及吐血、衄血、妇人崩漏、四肢不温、面色萎黄、舌淡苔白、脉沉细无力。

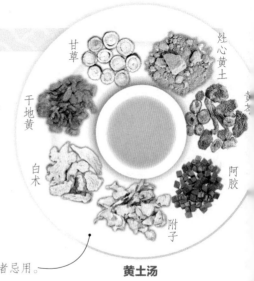

甘草　灶心黄土　黄芩　干地黄　白术　阿胶　附子

**黄土汤**

凡是热迫血妄行所致出血者忌用。

# 健脾穴位方

　　隐白穴、气海穴、血海穴有很好的调和气血、健脾统血的功效，很适合在早晨起床后或晚上入睡前进行按摩，因为这两个时间段人体气血较为平和。

## 隐白穴

**取穴** 足大趾趾甲内侧缘与下缘各作一切线，其交点处即是。

**方法** 用拇指指甲掐按隐白穴，要注意力度稍重，每次按摩5分钟，每日按摩2次。

**功效** 调经统血、健脾回阳，可缓解腹胀、泄泻、便血、尿血、月经过多、崩漏等症状。

腹胀腹痛、心烦失眠者可多按摩此穴。

隐白

## 气海穴

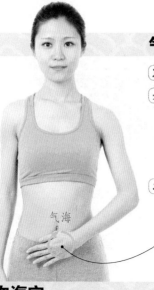

**取穴** 在下腹部，肚脐中下1.5寸处即是。

**方法** 先以右手掌心紧贴于气海穴的位置，按照顺时针方向分小圈、中圈、大圈按摩100~200次。然后以左掌心按照逆时针方向，如前法按摩100~200次，按摩至有热感即有效果。

**功效** 增强元气、总调下焦气机，有助于缓解小腹疼痛、脐下冷痛、遗尿、阳痿、崩中带下及四肢乏力等病症。

气海

搭配膻中穴、脾俞穴，可健脾气、补肺气。

## 血海穴

**取穴** 屈膝成90°，手掌伏于对侧膝盖上，虎口朝上，拇指与其他四指呈45°，拇指指尖处即是。

**方法** 用拇指按揉血海穴，直至局部酸胀感向膝关节扩散为宜。

**功效** 健脾化湿、调经统血，有助于缓解妇科、男科疾病。

血海

女性在经期和孕期不宜刺激此穴。

# 养血食疗方

由于脾不统血主要是脾胃虚弱，不能统摄血液所致，因此食疗的首要原则是健脾益气，增强脾胃功能。在健脾的同时，还需注意补血止血，以缓解因脾不统血引起的各种出血症状。建议经常食用鸡肉、大枣、樱桃、牛肉等益气补血的食物，也可以用党参、龙眼肉、黄芪等中药材做成药膳。

## 大枣芦荟粥

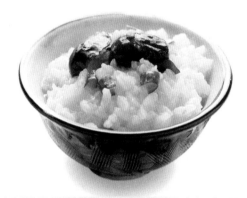

*芦荟有消炎杀菌、抗衰老的功效。*

芦荟 20 克，大枣 10 克，粳米 100 克，冰糖适量。芦荟去皮切块；大枣去核；粳米浸泡 30 分钟后淘洗干净。锅中放入粳米和适量水，待粥煮熟时，放入芦荟和大枣，熬煮至熟烂时，加冰糖即可。

此粥补血活血，有助于缓解脾不统血引起的头晕等症状。

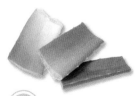

### 🍴 芦荟

- 性寒，味苦，归肝经、胃经、大肠经。
- 适合体内有热者。
- 脾胃虚寒者不宜食用。

## 芋头猪骨粥

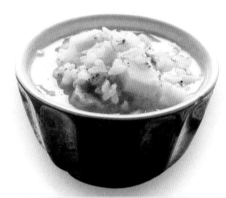

*脾气虚弱所致食欲不振、乏力者可多食芋头。*

芋头 30 克，猪骨 200 克，粳米 100 克，胡椒粉、盐各适量。猪骨在沸水中汆烫，捞出切块，煮成骨头浓汤，滤去骨渣。汤中放入粳米、芋头熬煮至黏稠，最后加盐和胡椒粉即可。此粥益脾养胃，有助于缓解脾气虚所致的脾不统血。

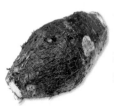

### 🍴 芋头

- 性平，味甘、辛，归大肠经、胃经。
- 适合体虚者。
- 脾胃湿热者不宜食用。

## 养血吃阿胶

阿胶是驴皮经漂泡去毛后熬制而成的胶块，有补血、止血、滋阴润燥的功效，多用于眩晕心悸、肌痿无力以及多种出血症，若是出血而致血虚，单用阿胶就可见效果。血虚者可常用阿胶，泡茶或含服都可以，每日 3~9 克，饭前服用即可。

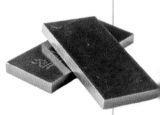

## 阿胶花生大枣汤

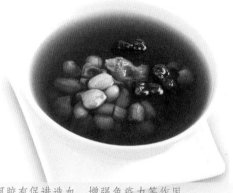

阿胶有促进造血、增强免疫力等作用。

阿胶 9 克，花生仁 20 克，桂圆 15 克，大枣 6 颗，红糖适量。花生仁、桂圆、大枣放入砂锅中，加适量水，大火煮沸转小火煲 1 小时，放入阿胶，煮至阿胶溶化，加红糖调味即可。此汤健脾补血，有助于缓解脾不统血引起的崩漏、便血等症。

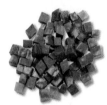

### 阿胶

- 性平，味甘，归肺经、肝经、肾经。
- 适合气血亏虚者。
- 消化不好者不宜食用。

## 大麦牛肉粥

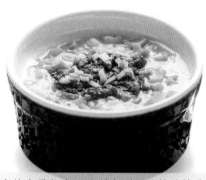

牛肉铁含量较高，能够起到预防缺铁性贫血的作用。

大麦 75 克，牛肉 50 克，胡萝卜 30 克，盐、姜末各适量。锅中放入大麦和适量水，大火煮沸后改小火熬煮。粥将熟时，加胡萝卜、牛肉、姜末，牛肉熟时，加盐调味即可。此粥健脾胃，补益气血，有助于补养脾气。

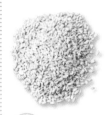

### 大麦

- 性凉，味甘、咸，归脾经、胃经。
- 适合小便不利者。
- 脾胃虚弱者不宜食用。

# 饥饿但不想吃饭，
# 可能是胃阴虚导致的

有的人很容易就会感到饥饿，却不想吃饭，还会时常遭受胃痛的折磨，出现这些症状多半是胃阴虚。脾胃为后天之本，人体各部的濡养，有赖脾气散精输布。若脾虚不运，阳损及阴，或饮食营养不足，均可使脾气散精无源而致胃阴虚。

### 胃阴虚的原因及影响

胃阴虚一般是饮食不节所致，也可能是情志失调、体虚等原因引起的。

如果平时经常饮食不规律，或者经常暴饮暴食，可能会引起脾胃损伤，从而出现胃阴虚；如果经常情志不畅，可能会导致气机郁滞，从而引起胃阴虚；如果本身体质比较虚弱，身体阴液匮乏，也会出现胃阴虚。

胃阴虚主要表现为不思饮食、食后腹胀、脘腹灼痛、口唇干燥、干呕呃逆、形体消瘦等。

| 症状 | 食欲减退 | 腹部胀气、疼痛 |
|---|---|---|
| |  |  |
| 原因 | 体内阳气过盛，会灼烧阴液，胃阴不足，就会影响到胃的功能，导致食欲减退。 | 胃阴虚主要是由于机体正常代谢功能出现异常导致的，疾病发作的过程会影响消化系统的蠕动功能，所以就会出现饭后腹部胀气、疼痛等症状，个别患者还会伴随腹泻症状。 |

### 胃阴虚的调理原则

胃阴虚调理的总原则是滋阴养胃。

饮食上，平时要吃一些容易消化、具有滋养胃阴、健脾益气作用的食物，比如山药、大枣、小麦、银耳、乌梅、番茄等。忌食韭菜、芥菜、辣椒、干姜等温热辛辣之品，否则会助长体内热邪，从而加重阴虚火旺的症状。

生活习惯上，首先要注意休息，保证充足的睡眠时间，给予机体足够的恢复时间。改掉抽烟、喝酒等不良习惯。

坚持体育锻炼，但要避免运动量大或者出汗多的运动，否则会更加耗伤体内阴液，从而加重阴虚的症状。

情志上，要注意精神上的调节，保持心情舒畅，避免过度急躁、心烦易怒等情绪的发生。

## 3个小动作，健脾助消化

人体腹腔有许多重要器官，如脾、胃、胰、小肠、大肠、肝、胆等。推荐3个动作，可以增强脾的运化功能，促进消化。日常坚持做好以下运动，对增强和改善脏腑功能大有裨益。

1. 牵拉腹部：膝盖弯曲，两手向前伸直，使上身扬起，眼睛看向肚脐。

2. 收腹提臀：面部朝上平躺，收腹，以臀部、腰部、背部顺序上抬，再以相反的顺序放平。

3. 抱膝压腹：仰卧，抱双膝于胸前，用上肢紧抱膝部；在将膝关节抱向胸部时，用力压向腹部；松开上肢，放下双腿。

| **乏力** | **女性月经异常** | **容易出汗** |
|---|---|---|
|  |  |  |
| 脾胃虚弱会造成气血化源不足，容易出现乏力症状，而且还可伴随嗜睡、大便干结等情况。 | 胃阴虚前期会造成乏力、食欲不振、身体消瘦等症状，久而久之会影响到女性患者的内分泌功能，从而使女性患者出现月经稀少、月经周期短等月经异常现象。 | 胃阴虚会造成体内运化功能失常，水谷精微化生不足，正气亏虚，气虚不能固表，故容易出汗。 |

# 滋阴清热中药方

胃阴虚的核心是阴液不足，治疗应侧重于滋阴补液、调和脾胃功能，同时注意饮食宜忌和服药注意事项。

## 益胃汤

组方 沙参9克，麦冬、生地黄各15克，冰糖3克，玉竹（炒香）4.5克。

用法 水煎2次分服。

功效 养阴益胃，有助于缓解胃阴损伤引起的胃脘灼热隐痛、饥不欲食、口干咽燥、大便干结。

## 麦门冬汤①

组方 麦冬168克，半夏24克，人参、粳米各9克，甘草6克，大枣12颗。

用法 水煎服。

功效 清养肺胃、降逆下气，主治胃阴不足引起的呕吐、纳少、呃逆、口渴咽干。

## 生脉散

组方 人参、麦冬各9克，五味子6克。

用法 1剂煎3次，1天服完。

功效 益气生津、敛阴止汗，主治温热、暑热耗气伤阴证，症见汗多神疲、体倦乏力、气短懒言、咽干口渴；久咳伤肺，气阴两虚证，症见干咳少痰、短气自汗。

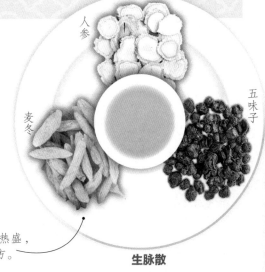

人参

麦冬

五味子

若属外邪未解，或暑病热盛，气阴未伤者，不宜用此方。

**生脉散**

---

①麦门冬汤为中医方剂名，是一种治燥剂。麦门冬现多简称为"麦冬"。

# 滋阴穴位方

对于胃阴虚的患者，按摩是一种有效的辅助治疗方法。按揉三阴交穴、阴陵泉穴和太白穴等，可以调和脾胃阴阳、滋阴补脾，改善胃阴虚引起的症状。

## 三阴交穴

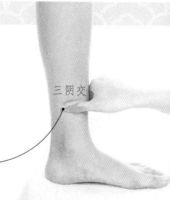

三阴交

(取穴) 小腿内侧，内踝尖上3寸，胫骨内侧缘后际处即是。

(方法) 用拇指压住三阴交穴，稍微用力揉动，紧贴皮肤，按压 3~5分钟。

(功效) 三阴交穴为脾经、肝经、肾经交汇之处，具有补脾养血、补肾固精、滋阴柔肝等作用，通治一切阴虚之证。

女性痛经、月经量多可经常按揉此穴。

## 阴陵泉穴

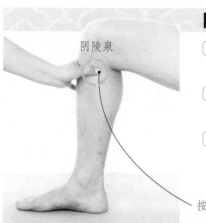

阴陵泉

(取穴) 拇指沿小腿内侧骨内缘向上推，抵膝关节下缘的凹陷处即是。

(方法) 拇指指腹放于阴陵泉穴处，先顺时针方向按揉 2分钟，再点按半分钟。

(功效) 健脾利湿、调理胃肠，有助于缓解胃阴虚引起的腹胀、腹泻、食欲不振等症状。

按摩此穴可缓解水肿、膝关节疾病等。

## 太白穴

(取穴) 足大趾与足掌所构成的关节，后下方掌背交界线凹陷处即是。

(方法) 两腿盘坐，以一只手拇指指腹点揉太白穴。点揉的力度要均匀、柔和、渗透，以有酸胀感为佳。早晚各1次，每次点揉3~5分钟，两侧太白穴交替点揉。

(功效) 此穴是人体健脾要穴，善于升脾阳清气，有助于缓解各种原因引起的脾虚。

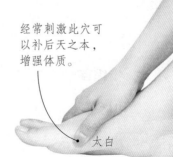

经常刺激此穴可以补后天之本，增强体质。

太白

# 滋阴清热食疗方

　　对于胃阴虚患者来说，食疗是辅助治疗的重要手段。通过选择合适的食材、合理的饮食搭配和遵守饮食宜忌，可以有效改善胃阴虚的症状。注意选择有滋阴养胃功效的食物，同时也要摄入一些高蛋白、维生素及微量元素丰富的食物，如瘦肉、鸡蛋、新鲜蔬菜和水果等。

## 银耳汤

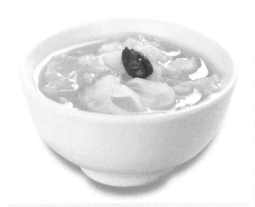

银耳、枸杞子都是滋阴的佳品。

　　银耳、枸杞子各适量。银耳洗净，泡发 30 分钟，然后撕碎，与适量水共入锅中，大火煮沸后转小火煮 30 分钟，后加枸杞子，煮至汤浓稠即可。此汤补脾开胃、滋阴补血，可用于缓解胃阴虚引起的食欲不振、乏力等症状。

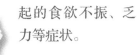

### 🍴 银耳

- 性平，味甘、淡，归肺经、胃经、肾经。
- 适合阴虚火旺、大便秘结者。
- 风寒感冒、咳嗽痰多者不宜食用。

## 石斛茉莉茶

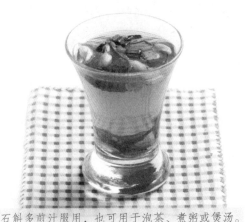

石斛多煎汁服用，也可用于泡茶、煮粥或煲汤。

　　石斛、茉莉各 5 克。石斛、茉莉分别洗净，与适量水共入锅中，大火煮沸，转小火再煮 5 分钟即可。石斛滋阴清热、益胃生津，有助于缓解胃阴不足、阴虚火旺引起的骨蒸痨热、筋骨痿软等症状。

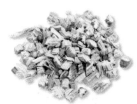

### 🍴 石斛

- 性微寒，味甘，归胃经、肾经。
- 适合阴虚火旺者。
- 阳虚、痰湿、湿热体质者不宜食用。

## 山药是补脾养阴的首选之药

山药是一种药食同源的食材，以河南的怀山药为佳，又因形似铁棍者质量上乘，故又称"铁棍山药"。《本草纲目》评价它是"健脾补益、滋精固肾、治诸百病，疗五劳七伤"的佳品。山药中含有淀粉酶，有利于脾胃消化吸收，是一味平补脾胃的药食两用之品。不论脾阳亏或胃阴虚，皆可食用。胃阴虚者常有腹胀、消化不良的症状，可用山药来开胃健脾。

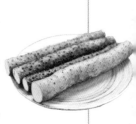

| 百合莲子汤 | 滋阴猪骨汤 |
|---|---|

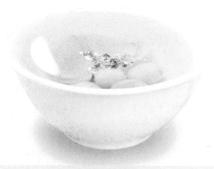

失眠患者睡前喝百合汤可以助眠。

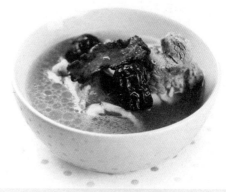

生地黄有滋阴润燥、通便的功效。

莲子60克，百合100克，桂花、冰糖各适量。莲子洗净，浸泡4小时；百合洗净，撕碎。莲子与适量水共入锅中，大火煮沸后加入百合和冰糖，再转小火煮20分钟，加入桂花即可。此汤滋阴补脾，可缓解胃阴虚引起的食欲不振、口干等症状。

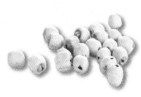

生地黄、大枣各6克，猪脊骨250克，盐适量。猪脊骨汆水，撇去浮沫后捞出备用。生地黄、大枣洗净，与猪脊骨一同放入锅中，加水后用大火烧开，转小火炖1.5小时，再加盐调味即可。此汤滋阴养血，有助于缓解胃阴虚引起的各种症状。

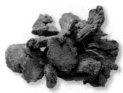

### 莲子
- 性平，味甘、涩，归脾经、肾经、心经。
- 适合消化不良、心悸、失眠者。
- 体质偏寒者不宜食用。

### 生地黄
- 性寒，味甘，归心经、肝经、肾经。
- 适合阴虚发热、肝肾不足者。
- 体寒者不宜食用。

# 溏泻、身重，
# 与湿邪困脾有关

　　大便总是不成形，感觉身体特别困重，可能是脾胃的运化出现了问题，湿邪阻遏中焦，就会出现湿邪困脾。外受湿邪多为实证，内生湿邪多在脾阳虚衰、水湿不运的基础上形成，因虚致实，而为本虚标实证，水湿越甚，越困遏脾阳，脾阳越伤，则水湿越发停聚而不化，因此形成恶性的病理循环。

## 湿邪困脾的原因及影响

　　导致湿邪困脾的原因有很多，比较常见的有饮食不节、受凉和环境太潮湿。

　　患者多会出现腹胀、腹痛，饮食会大量减少，日常生活中会出现四肢无力、困倦、沉重以及肌肤发黄的情况，还会出现腹泻、便溏，甚至浮肿，有些人反而出现大便困难，导致虚性的便秘；舌苔颜色变淡，质地白腻；如果是女性，则会出现白带增多。

| 症状 | 腹胀 | 呕吐 | 不渴 |
|---|---|---|---|
| |  | 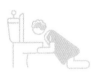 |  |
| 原因 | 过食生冷，水湿内侵，脾阳受困，运化失司，故脘腹部胀闷疼痛、纳呆。 | 湿邪困脾，导致脾胃升降功能失常，胃失和降则泛恶欲吐。 | 湿为阴邪，阴不耗津，故口淡不渴。 |

## 湿邪困脾的调理原则

饮食上，可以多吃一些清淡易消化的食物，比如小米粥、蔬菜粥等，避免吃辛辣油腻食物，比如辣椒、大蒜、肥肉等，以免加重症状。可以吃一些祛湿的食物，如薏苡仁、赤小豆、茯苓、冬瓜等。也可以吃一些健脾胃的食物，如山药、小米、南瓜、大枣等，促进脾胃运化，有利于祛湿。

平时还可以适当加强体育锻炼，比如慢跑、打太极拳、游泳等，可以促进体内血液循环。若运动出汗，还可以排除湿气。

晚上可以用花椒、生姜或艾叶泡脚，以微微出汗为宜，可帮助排湿气。

## 慢跑排湿气

慢跑属于有氧运动，可促进身体新陈代谢，加速水分的代谢和排出，从而减轻湿气对身体的影响。

慢跑时使用正确的呼吸方法可以提高身体氧气的摄取量和排放二氧化碳的能力，有助于提升慢跑的效果。通常应该保持深呼吸，将空气充分吸入到肺部，然后缓慢地将其呼出。可以尝试采用节奏性呼吸法，例如每跑两步呼出一次气。

| 大便溏泻 | 头身困重 | 面色发白 |
|---|---|---|
|  |  |  |
| 湿邪侵袭脾胃，导致运化失常，湿注肠中则便溏。 | 脾主肌肉，湿性重浊，故头身困重。 | 湿阻气滞，气血运行不畅，不能外荣肌肤，故面色发白，没有血色。 |

# 祛湿中药方

　　湿邪困脾的患者在治疗时应遵循温中散寒、健脾化湿的总原则,可选择具有健脾、祛寒、除湿的中药,如茯苓、白术、苍术等,推荐平胃散、半夏白术天麻汤、苓桂术甘汤等中药方剂进行调理。

## 平胃散

（组方）苍术 120 克,厚朴 90 克,陈皮 60 克,甘草（炙）30 克。

（用法）共为细末,每次服 4~6 克,姜枣煎汤送下;或作汤剂,水煎服。

（功效）燥湿运脾、行气和胃,主治湿滞脾胃引起的脘腹胀满、不思饮食、口淡无味、恶心呕吐、嗳气吞酸、肢体沉重、怠惰嗜卧。

## 半夏白术天麻汤

（组方）半夏 4.5 克,天麻、茯苓、橘红各 3 克,白术 9 克,甘草 1.5 克,生姜 1 片,大枣 2 颗。

（用法）水煎服。

（功效）化痰息风、健脾祛湿,主治脾湿生痰、风痰上扰引起的眩晕、头痛、胸膈痞闷、恶心呕吐、舌苔白腻、脉弦滑。

## 苓桂术甘汤

（组方）茯苓 12 克,桂枝 9 克,白术、甘草（炙）各 6 克。

（用法）水煎温服。

（功效）温阳化饮、健脾利湿,主治中阳不足之痰饮证,症见胸胁支满、目眩心悸、短气而咳、舌苔白滑、脉弦滑或沉紧。

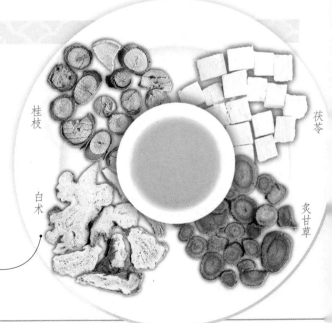

本方为治疗中阳不足痰饮病之代表方。

桂枝

茯苓

白术

炙甘草

**苓桂术甘汤**

# 祛湿邪穴位方

　　穴位调理湿邪困脾，按摩时应保持心态平和，注意保暖，避免情绪波动影响按摩效果，或者是受凉加重湿邪困脾的症状。不同穴位一般可按摩3~5分钟，但是对于阳陵泉穴按摩可超过10分钟。

## 丰隆穴

**取穴** 小腿外侧，外踝尖上8寸，胫骨前肌的外缘处即是。

**方法** 拇指指腹按揉丰隆穴3~5分钟，或垂直于穴位表面皮肤进行按压，以局部出现酸胀感为度。每天早晚坚持按摩。

**功效** 祛湿化痰、健脾和胃，有助于调理脾胃疾病。

丰隆

哮喘、咳嗽痰多者可经常按揉此穴。

## 阳陵泉穴

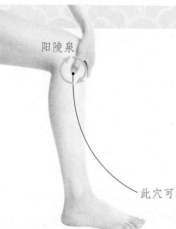

阳陵泉

**取穴** 屈膝90°，膝关节外下方，腓骨头前下方凹陷处即是。

**方法** 拇指指腹用力按揉，先顺时针方向按揉3分钟，再逆时针方向按揉3分钟，可多做几次。

**功效** 健脾除湿，有助于缓解寒湿困脾引起的腹痛、腹胀。

此穴可缓解口干口苦。

## 承山穴

**取穴** 直立，小腿用力，在小腿的后面正中可见一"人"字纹，其上尖角凹陷处即是。

**方法** 用拇指顺时针按揉承山穴100~200次，每天坚持。

**功效** 扶阳助阳，有助于缓解湿邪困脾引起的疲劳感。

承山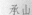

此穴可缓解腰背痛、坐骨神经痛。

# 温脾食疗方

针对湿邪困脾的患者，食疗应以温阳散寒、健脾祛湿为主要原则。在饮食上应选择具有温性和健脾祛湿作用的食物，避免食用生冷、油腻以及难以消化的食物。通过合理的饮食调理，可以有效改善湿邪困脾的症状，促进脾胃功能的恢复。同时，患者还应注意保持良好的生活习惯，如规律作息、适当运动等，以辅助食疗效果。

| 生姜粥 | 桃仁鲫鱼汤 |
|---|---|

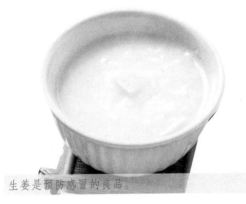

生姜是预防感冒的良品。

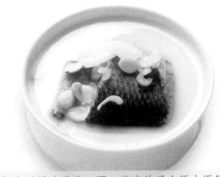

鲫鱼可用油稍煎一下，熬出的汤会更白更鲜。

粳米 50 克，生姜 5 片。粳米淘洗干净；生姜片捣烂，与粳米一同入锅，锅中加适量水同煮成粥即可，宜温服。此粥祛寒止呕，有助于缓解湿邪困脾的症状，特别是对于反胃、少食、腹泻、腹痛等症状有很好的调理效果。

桃仁 10 克，鲫鱼 1 条，葱花、姜片、盐、高汤各适量。桃仁洗净；鲫鱼处理好，剁块，略氽，与桃仁、姜片一起放入砂锅中，加高汤煮至鲫鱼肉软烂，加入葱花、盐调味即成。此汤健脾利湿、消除水肿，可缓解纳少无力、痢疾、便血、水肿等症状。

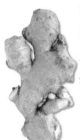

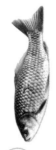

**生姜**

- 性微温，味辛，归肺经、脾经、胃经。
- 适合体质偏寒者、风寒感冒者。
- 阴虚体质者不宜食用。

**鲫鱼**

- 性平，味甘，归脾经、胃经、大肠经。
- 适合脾胃虚弱者。
- 感冒发热者不宜食用。

## 祛湿常食茯苓

茯苓是一种药性平和的祛湿佳品，可以入药，也可以做成糕点食用。茯苓可以祛除体内湿气，改善由于湿气重所引起的肥胖、疲倦、乏力、食欲不振等症状。茯苓对于咳嗽、痰多等症状也有一定的缓解作用。茯苓还有健脾安神的作用，可帮助患者安神助眠，恢复精神。

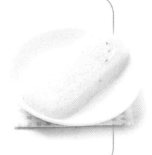

### 茯苓粉粥

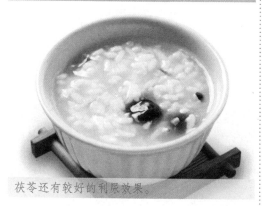

茯苓还有较好的利尿效果。

茯苓粉、粳米各30克，大枣7颗。粳米淘洗干净后煮粥，粥将熟时加入大枣和茯苓粉。出锅前将粥搅匀，可依个人口味加糖。此粥利水渗湿、健脾胃，有助于缓解湿邪困脾引起的腹泻等症状。

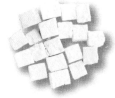

### 🍴 茯苓

- 性平，味甘、淡，归心经、肺经、脾经、肾经。
- 适合湿气重、咳嗽痰多者。
- 气虚下陷、津伤口干者不宜食用。

### 扁豆芡实粥

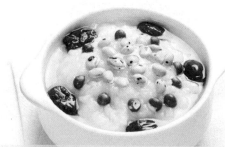

白扁豆不容易熟，可以用高压锅压，提前泡一下更容易软烂。

炒白扁豆、芡实各20克，粳米50克，大枣5颗。先将白扁豆用温水浸泡12小时，淘净备用；将芡实煮熟，去壳，取仁捣碎。将粳米与处理后的芡实、白扁豆和大枣一起放入砂锅中，加清水适量，熬煮至米烂汤稠即可。白扁豆专治中宫之病，可调理脾胃；芡实味甘、性平，可补脾止泻。二药合用，有益气补中、化湿运脾之功效。

### 🍴 白扁豆

- 性微温，味甘，归脾经、胃经。
- 适合脾虚生湿者。
- 气虚生寒者不宜食用。

# 恶心、呕吐，
# 原来是脾胃不和

恶心、呕吐是脾胃不好的常见症状，原因多种多样，比较常见的就是脾胃不和。脾胃不和是指脾胃同病，或脾失健运、胃失和降，或脾气下陷、胃气上逆而引起的一系列病证。

---

### 脾胃不和的原因及影响

脾胃不和主要和饮食有关。如果平时不注意饮食习惯，经常暴饮暴食或经常吃辛辣刺激的食物，如辣椒、花椒等，可能会刺激脾胃，从而影响脾胃的正常功能，出现脾胃不和。另外，长期劳累会影响到人体阴阳平衡，从而出现脾胃不和。除上述原因以外，情志不畅、外感邪气也可能造成脾胃不和。

脾胃不和的患者可能会出现呕吐、腹泻、腹胀、消化吸收不良等症状。脾胃不和者的免疫力也会下降，比如冬天经常容易感冒等。

| 症状 | 恶心、呕吐 | 食欲不振 |
| --- | --- | --- |
| |  |  |
| 原因 | 脾主升，胃主降，脾升胃降维持着水谷精微的转输和糟粕的排泄。若胃气上逆则恶心、呕吐。 | 脾胃的运化功能减弱，胃失和降，可导致食欲不振，出现不欲饮食、饭后腹胀，甚至恶心、呕吐等症状。 |

## 脾胃不和的调理原则

脾胃不和的调理原则以调养脾胃为主。

饮食上，调整好自己的每日饮食结构，定时定量，以素食为主，不暴饮暴食。

每日坚持适当运动，运动能够加强胃肠功能，既能够让胃肠蠕动能力增强，还可以有效促进消化液的分泌，从而促进身体对营养的吸收，起到改善胃肠道血液循环的作用，促进身体的新陈代谢，进而推迟消化系统老化的情况发生。

情志上，保持心情愉悦，劳逸结合，避免长时间处于恐惧、焦虑、抑郁等负面情绪中。

生活习惯上，养成良好的作息规律，每天保证 7~8 小时睡眠时间，不可过度熬夜。可根据天气变化，增添衣物，以免腹部受凉。

## 散步养脾法

中国有一句古话："走为百练之祖。"步行是一种安全、简单、锻炼强度容易控制的有氧运动，如果觉得慢跑很难坚持，不妨通过散步养脾。可以选择路面平整、风景优美、空气清新的地段，穿一双相对柔软舒适的鞋子。

成年人的步速一般是 1.5 米每秒，即 5.4 千米每小时。散步时快慢随心，但步履宜轻松，散步要配合呼吸，建议边走边做腹式深呼吸，如三步一吸，五步一呼。

| 口臭 | 大便溏稀 | 面色萎黄 |
|---|---|---|
|  |  |  |
| 脾胃运化不好，胃失和降，胃肠浊气上逆，容易导致口臭。 | 脾胃受纳、腐熟水谷的功能减退，导致饮食不化，从而出现大便溏稀。 | 脾胃不好，气血生化不足，气血不足，可导致面色萎黄，伴见皮肤干燥、眼干、口干等症状。 |

# 温中和胃中药方

脾胃互为表里，脾主升清，胃主降浊。因此，治疗时应注重调和脾胃的升降功能，保持气机调畅。可以选择半夏泻心汤、香砂六君子汤、参苓白术散、香苏散等缓解症状。

## 半夏泻心汤

**组方** 半夏12克，黄芩、干姜、人参、甘草各9克，黄连3克，大枣4颗。

**用法** 水煎服。

**功效** 寒热平调、消痞散结。本方是治疗中气虚弱，寒热互结，升降失常，而致肠胃不和的常用方，以心下痞满、呕吐泻痢、苔腻微黄为证治要点。

## 参苓白术散

**组方** 莲子、薏苡仁、砂仁、桔梗各500克，白扁豆750克，白茯苓、人参、甘草（炒）、白术、山药各1000克。

**用法** 上为细末，每次服6克，大枣汤调下。小儿量按岁数加减服之。

**功效** 益气健脾、渗湿止泻，主治脾虚湿盛引起的饮食不化、胸脘痞闷、肠鸣泄泻、四肢乏力、形体消瘦、面色萎黄。

## 香苏散

**组方** 香附、紫苏叶各120克，甘草（炙）30克，陈皮60克。

**用法** 煮散剂，每次服9克，热服，不拘时候；亦可作汤剂，水煎服。

**功效** 疏散风寒、理气和中，主治外感风寒、气郁不舒引起的恶寒身热、头痛无汗、胸脘痞闷。

本方多用于感受风寒兼气机郁滞引起的胃肠型感冒。

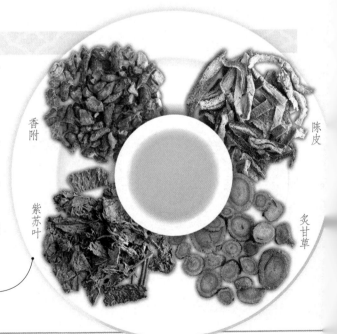

香附　陈皮　紫苏叶　炙甘草

**香苏散**

# 养胃健脾穴位方

用拇指指腹或指尖垂直按压选定的穴位，如足三里穴、中脘穴、胃俞穴等，每个穴位按摩 3~5 分钟，力度适中，以感到酸胀感为宜。按摩这些穴位，可以刺激脾胃经络，增强脾胃功能，改善消化问题。

## 足三里穴

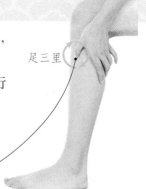

足三里

(取穴) 站位弯腰，同侧手虎口围住髌骨上外缘，其余 4 指向下，中指指尖处即是。

(方法) 用拇指或食指按摩 3~5 分钟，左右腿各 1 遍，每日进行 1~2 次。

(功效) 增强脾胃运化功能，缓解食欲不振、消化不良等症状。

按摩此穴可健脾和胃、补气养血。

## 中脘穴

(取穴) 上腹部，前正中线上，剑胸结合与肚脐连线的中点处即是。

(方法) 掌根贴于中脘穴上，每次揉 2~5 分钟，大概 200 次。

(功效) 中脘穴是任脉上的腧穴，能够温阳散寒、健脾和胃，有助于调养脾胃。

中脘

中脘穴具有健脾和胃、通调腑气等功效。

## 胃俞穴

(取穴) 肚脐水平线与脊柱相交椎体处，往上推 2 个椎体，正中线旁开 2 横指处即是。

(方法) 用食指或拇指按揉脊柱两侧的穴位，左右各 3~5 分钟，每天 1~2 次。

(功效) 健脾和胃、降逆止呕，有助于缓解胃脘痛、呕吐、腹胀、肠鸣等脾胃疾病。

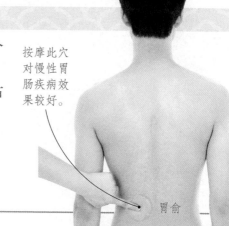

按摩此穴对慢性胃肠疾病效果较好。

胃俞

# 理气和胃食疗方

脾胃不和者特别要注意调理饮食结构和饮食习惯，早午晚的营养摄入建议为3:4:3，要养成好好吃早餐的习惯，不能总是凑合。脾胃不和者一般食欲不太好，可选择一些健脾开胃的食物，如粳米、番茄、山楂、小麦等，既养护脾胃，又能促进消化。

## 绿豆粳米粥

绿豆性寒，风寒感冒者不宜食用。

绿豆100克，粳米150克，白糖适量。绿豆、粳米用水淘洗干净，共入锅中，加适量水，小火慢慢熬煮成粥，粥成时加入白糖，每日早晚作正餐服食。

此粥和脾胃、祛内热，有助于缓解脾胃不和引起的食欲不振。

### 粳米

- 性平，味甘，归脾经、胃经。
- 一般人群皆可食用，尤其适合脾胃虚弱者。
- 糖尿病患者不宜过量食用。

## 番茄豆腐汤

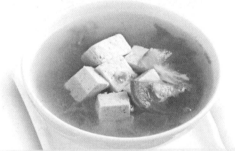

番茄含有丰富的维生素C和番茄红素，是抗氧化的优选食物。

番茄50克，豆腐100克，姜片、葱末、香油、盐各适量。番茄洗净，切块；豆腐切块。将所有食材放入砂锅中，加适量水，大火煮沸转小火煲30分钟，加盐、香油调味即可。

此汤健脾开胃、促消化，有助于缓解脾胃不和引起的消化不良。

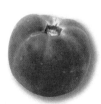

### 番茄

- 性微寒，味甘、酸，归肝经、脾经、胃经。
- 适合热性体质者。
- 脾胃虚弱者不宜食用。

## 保养脾胃常食小麦

中医认为小麦可改善心烦不寐、神经衰弱的症状，适当食用可提升脾胃功能，促进肠胃蠕动。为了更好地发挥小麦的健脾养心作用，可以将小麦与大枣、桂圆等食材搭配食用，或者将小麦加工后制成全麦面食或糕点食用。

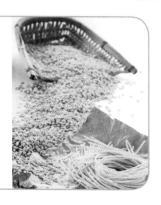

## 焦山楂麦芽饮

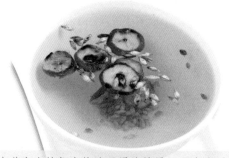

麦芽和山楂都有健脾开胃的效果，两者合用消食效果更好。

山楂、炒麦芽各30克，红糖15克，酒适量。先用小火将山楂及麦芽炒至略焦，离火，加少许酒搅拌，再置火炉上炒干，然后加200毫升水，煎煮15分钟后加入红糖再熬至沸腾，待温后分几次服用。此饮健胃消食、行气止痛，对于消化不良、食欲不振等有很好的调理效果。

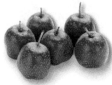

### 🍴 山楂

- 性微温，味酸、甘，归脾经、胃经、肝经。
- 适合食积、消化不良、食欲不振者。
- 脾胃虚寒、胃酸分泌过多者不宜食用。

## 甘麦大枣粥

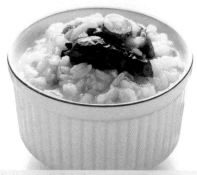

此粥也适合有更年期综合征的女性。

甘草15克，小麦50克，大枣5颗。小麦提前用水浸泡4小时；大枣去核；甘草洗净。锅中先入甘草，加适量水，熬汁去渣。之后将甘草汁与小麦、大枣一起煮粥食用即可。此粥健脾养心，适合脾胃虚弱、心情烦躁者食用。

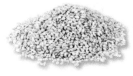

### 🍴 小麦

- 性凉，味甘，归心经、脾经、肾经。
- 一般人群皆可服用，尤其适合脾胃虚弱者。
- 胃肠功能差者慎食。

# 厌食、消化不良，
# 可能是脾胃湿热惹的祸

吃了食物不消化，感觉食物一直堆积在腹部，又有厌食的症状存在，这可能是脾胃湿热所致。脾胃湿热，是湿热蕴结在脾胃，导致脾失健运、胃失纳降而形成的一系列证候。

**脾胃湿热的原因及影响**

脾胃湿热与感受外邪、饮食不当和情志失调有关。湿邪、寒邪、燥邪侵犯脾胃，导致脾胃功能受损，气机升降失常，脾失健运，无法运化水湿，积聚停积体内，郁久化热，形成湿热；食用过多寒凉生冷、辛辣刺激、肥甘厚腻的食物，会导致湿热困脾。另外，情绪也会影响到脾胃的功能。情绪不好首先影响肝的疏泄功能，进而导致脾胃的运化和升降功能受影响，水湿运不出去，积聚脾胃，日久化热，出现湿热症状。

| 症状 | **消化不良** | **小便不畅** | **身体易疲倦** |
|---|---|---|---|
| | |  |  |
| 原因 | 如果脾胃不适，吃下去的食物就不能被及时消化，容易出现厌食、腹胀等消化不良的症状。 | 湿热蕴结在中焦，阻碍水湿的运化，体液中"浊"的一部分就无法进入膀胱，所以导致小便不畅。 | 脾胃功能受到影响，无法产生足够的营养，也就不能供养身体所需。身体营养跟不上，就会出现疲倦感。 |

## 脾胃湿热的调理原则

脾胃湿热的调理原则是清利湿热。

饮食上，以清淡、有营养的饮食为主，一日三餐定时定量。可以选择清热祛湿的食物，如薏苡仁、丝瓜、绿豆等。

运动方面，坚持每天步行，尽量以步行代替乘车，饭后步行30分钟。适当的运动能促进新陈代谢，大量出汗可以帮助身体更好地排出体内湿气。

生活习惯上，生活起居要有规律性，保证7~8小时睡眠时间，不可过度熬夜。

## 风吹落叶式瑜伽

自然站立，两脚分开，全身放松。双手交叉举过头顶，慢慢将身体往后仰，尽可能伸展上身。然后做反方向动作。注意动作宜轻柔，初次练习幅度宜小。

可反复练习几次，以微微出汗为宜，但不要勉强。

这个动作能促进腰椎、脊椎及肩颈部的气血循环，减缓这些部位的紧张感。另外，此动作还能舒展腹部脏器，促进消化。

这个动作不仅能间接按摩脾胃，还能间接按摩腹部的其他脏器，有利于脾胃的气血循环，改善消化不良，同时也能减轻脊柱的紧张感。

### 失眠多梦

湿热阻碍人体气血的正常运行，阴阳失衡，导致阳不入阴，出现失眠。另外，湿热之邪也会侵犯心神，影响睡眠。

### 肝硬化

脾胃湿热日久，影响气血的运行，气血淤滞，形成积块，可见到肝硬化的表现。

### 身目鲜黄

湿热蕴结脾胃，熏蒸肝胆，疏泄失权，胆汁外溢肌肤则见身目发黄，可伴皮肤发痒。

# 清利湿热中药方

　　脾胃湿热的患者可以选用黄连、黄芩、苍术等中草药，有助于清热燥湿、泻火解毒。服药期间注意饮食宜忌，避免影响药效。

## 枳实导滞丸

组方 　大黄 30 克，枳实、神曲各 15 克，茯苓、黄芩、黄连、白术各 9 克，泽泻 6 克。

用法 　研为细末，水泛为丸，每次服 6~9 克，食后温开水送下，每日 2 次。亦可作汤剂，水煎服。

功效 　消食导滞、清热祛湿，主治湿热食积引起的脘腹胀痛、下利泄泻，或大便秘结、小便短赤。

## 三仁汤

组方 　杏仁、半夏各 15 克，滑石（水飞）、生薏苡仁各 18 克，白通草、豆蔻、竹叶、厚朴各 6 克。

用法 　水煎服。

功效 　宣畅气机、清利湿热，主治湿温初起及暑温夹湿之湿重于热证，症见头痛恶寒、身重疼痛、肢体倦怠、面色淡黄、胸闷不饥、午后身热。

## 平胃散

组方 　苍术 120 克，厚朴 90 克，陈皮 60 克，甘草（炙）30 克。

用法 　共为细末，每次服 4~6 克，姜枣煎汤送下；或作汤剂，水煎服。

功效 　燥湿运脾、行气和胃，主治湿滞脾胃引起的脘腹胀满、不思饮食、口淡无味、恶心呕吐、嗳气吞酸、肢体沉重、怠惰嗜卧。

因本方辛苦温燥，阴虚气滞和脾胃虚弱者不宜使用。

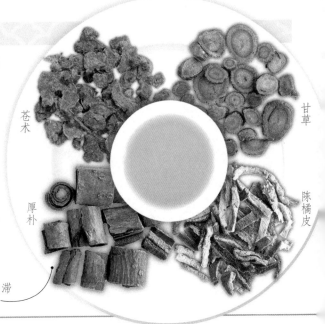

苍术　　甘草　　厚朴　　陈橘皮

平胃散

# 祛湿穴位方

祛湿除了按摩特定穴位，也可以进行腹部按摩，双手叠加以肚脐为中心，顺时针方向摩揉腹部 15~30 分钟，有助于促进胃肠蠕动，改善消化功能，缓解腹胀、腹泻等症状。

## 足三里穴

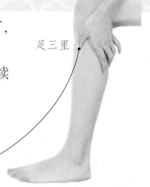

足三里

足三里穴为保健要穴，可以强健脾胃。

**取穴** 站位弯腰，同侧手虎口围住髌骨上外缘，其余 4 指向下，中指指尖处即是。

**方法** 按摩时用拇指指腹按压足三里穴，用力由轻渐重，连续而均匀。

**功效** 健脾祛湿、益气和胃，可以缓解脾胃湿热引起的腹胀。

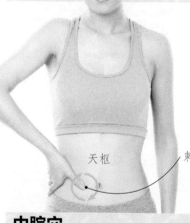

天枢

刺激天枢穴可改善脏腑功能。

## 天枢穴

**取穴** 仰卧，肚脐旁开 3 横指，按压有酸胀感处即是。

**方法** 用拇指和食指按揉天枢穴 2 分钟。

**功效** 健脾祛湿、理气和胃，可以改善脾胃湿热引起的腹胀、腹痛、便秘、腹泻等症状。

## 中脘穴

**取穴** 在上腹部，前正中线上，剑胸结合与肚脐连线的中点。

**方法** 掌根贴于中脘穴上，每次揉 2~5 分钟，大概 200 次。

**功效** 健脾和胃、疏肝利胆，可以改善脾胃湿热引起的消化不良、恶心呕吐、腹痛、腹泻等症状。

此穴作为胃的募穴，可调理胃气，缓解胃部不适。

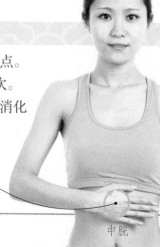

中脘

# 祛湿清热食疗方

脾胃湿热者的饮食调理与肝经湿热者在选择食物上有相似之处，比如，两者都要选择有清利湿热功效的食物，注意避免食用辛辣刺激的食物。但是脾胃湿热者病位在腹部，湿邪偏盛；而肝经湿热者病位在胁肋，热邪偏盛，所以在选择上还是有不同之处。脾胃湿热者应该多食祛湿的食物，比如冬瓜、薏苡仁、赤小豆等，再搭配如百合、绿豆、莲藕等清热的食材辅助调理。

## 冬瓜汤

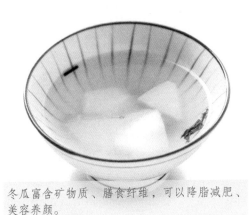

冬瓜富含矿物质、膳食纤维，可以降脂减肥、美容养颜。

冬瓜适量。冬瓜洗净，去瓤，切块。锅中注入适量水，放入冬瓜，熬汤即可。冬瓜可以祛湿气、利尿清热，湿气重者吃冬瓜能够改善四肢倦怠、消化不良、大便黏腻不爽、口气重等症状。

🍴 **冬瓜**

- 性凉，味甘、淡，归肺经、大肠经、膀胱经。
- 适合体质湿热者。
- 脾胃虚寒者不宜食用。

## 薏苡仁百合汤

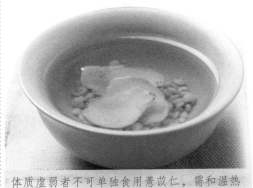

体质虚弱者不可单独食用薏苡仁，需和温热性食材搭配食用。

薏苡仁30克，干百合6克。薏苡仁浸泡2小时，淘洗干净；干百合洗净，浸泡至微开即可。将薏苡仁放入锅中，加入适量水，大火烧开后，转小火熬煮至薏苡仁软烂，再加入百合，稍煮几分钟即可。此汤中薏苡仁健脾祛湿，百合滋阴清热，两者合用祛湿又清热。

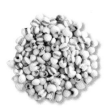

🍴 **薏苡仁**

- 性凉，味甘、淡，归脾经、胃经、肺经。
- 适合湿热、痰湿体质者。
- 脾胃虚寒者不宜食用。

## 健脾祛湿三豆汤

　　三豆汤是夏季清热、祛湿、解暑的良方。方中有绿豆、赤小豆和黑豆，"三豆"各有所长，搭配和谐。绿豆、赤小豆起清热解暑、利湿的作用，黑豆则健脾补肾。绿豆是寒凉之物，黑豆的加入，对其寒凉性有一定的抵消作用。所以，对于一些脾胃虚寒的人，特别是小孩和老人来说，夏季喝三豆汤，也是很好的。

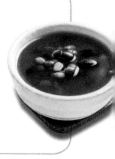

| 芦根绿豆汤 | 赤小豆山药粥 |
|---|---|

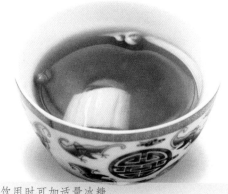

饮用时可加适量冰糖。

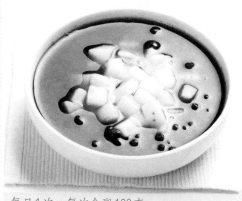

每日1次，每次食粥100克。

　　芦根、绿豆各5克。芦根和绿豆共入锅中，加入适量水，煮沸，食绿豆喝汤即可。此汤生津润肺、降火清热，适用于缓解脾胃湿热引起的口干咽燥，每天可饮用2次。

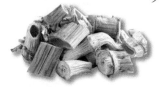

### 🍴 芦根

- 性寒，味甘，归肺经、胃经。
- 适合肺胃阴虚者。
- 脾胃阳虚者不宜食用。

　　赤小豆、山药各30克，粳米50克，白糖10克。把赤小豆洗净，浸泡3小时；山药洗净，去皮，切成小块；粳米淘洗干净。把赤小豆、粳米、山药块、白糖同放锅内，加水600毫升，大火上烧沸，再用小火炖煮至食材熟烂即可。此粥有利水消肿、补脾养胃的功效。

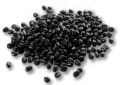

### 🍴 赤小豆

- 性平，味甘、酸，归心经、小肠经。
- 适合湿气重、水肿者。
- 多尿者、消化不良者、阴虚津伤者慎食。

# 饿得快还口臭，胃火烧得太旺了

有的人吃完饭没多久，又觉得饿，一天可能要吃五六顿饭，中间还得加餐，中医称这种现象为"消谷善饥"。"消谷"就是吃了很多东西，"善饥"，顾名思义就是很容易饿。一般出现消谷善饥的症状是因为过亢的胃火促进了消化，有的人还伴有口臭、牙龈肿痛等症状，这都是胃火太旺的缘故。

### 胃火旺盛的原因及影响

本病发生多与邪热犯胃、饮食不节、情志失调等因素相关。基本病机为胃热炽盛，胃失和降。病位在胃，与多个脏腑相关。

比较常见的原因就是饮食不节，比如经常吃辛辣刺激、油腻的食物，或者暴饮暴食、饮食不规律，导致食物不好消化，日久则化热；若外感寒、湿、热、毒邪，可单独或兼夹侵犯胃腑，外邪不解，日久化燥化热，导致胃受纳和降功能失调。另外，若长期情绪抑郁、恼怒，则会损伤肝脏，肝郁化火，横逆犯胃，也会导致胃火偏盛。

本病临床以饮食量多、容易饥饿、胃脘疼痛有灼热感、牙龈肿痛、口臭、大便秘结为主要特征。若胃火旺，病久不愈，耗伤津液，可转变为胃阴虚。

| 症状 | **牙痛、牙龈肿痛** | **口臭** | **消化快，易饥饿** |
|---|---|---|---|
| |  |  |  |
| 原因 | 火热之邪是向上发散的，胃经入齿，所以受到火邪侵蚀会引起牙痛和牙龈肿痛。 | 过食辛甘肥腻，或胃肠蕴积湿热邪毒，日久化腐生浊，浊气上逆而导致口臭。 | 胃有实火，导致消谷过快，吃下去的食物往往很快就会被消化。 |

## 胃火旺盛的调理原则

胃火旺盛的调理原则是祛火清热。

饮食上，多食用新鲜蔬菜和水果，比如番茄、火龙果等，同时饮食应清淡、少油，避免食用辛辣刺激的食物，比如花椒、辣椒等，以免加重上火的症状。胃火旺时还可以喝一些百合绿豆粥、菊花茶等清胃火。

适当地进行一些运动锻炼，有助于促进人体胃肠蠕动，使体内的一些代谢产物尽快排出体外。

生活习惯上，养成良好的作息习惯，规律入睡，保证充足的睡眠。胃火旺的人生活中要经常喝水，补充水分和津液，否则容易导致津液亏虚，这样就会让胃火旺的症状加重，甚至发展成胃阴虚。

## 捏脊，调整阴阳健脾胃

简单地说，捏脊疗法是用双手拇指指腹和食指中节靠拇指的侧面在背部皮肤表面循序捏拿捻动的一种中医理疗的方法。

让患者俯卧于床上，背部保持平直、放松。捏脊的人站在患者后方，两手中指、无名指和小指握成半拳状，食指半屈，用双手食指中节靠在拇指的侧面，抵在患者的尾骨处，拇指与食指相对，向上捏起皮肤，同时向上捻动。两手交替，沿脊柱两侧自长强穴向上边推边捏边放，一直推到大椎穴，算作捏脊1遍。一般操作3~9遍。

| 嘴角长痘 | 胃肠隐痛 | 饥不欲食 |
|---|---|---|
|  |  |  |
| 脾胃的经络绕行经过嘴唇，胃火过旺，会引起嘴角长痘。 | 胃津液不足容易导致阴虚火旺，虚火内灼，就会出现胃肠部隐痛的现象。 | 有饥饿的感觉，但不想吃东西，这是胃中虚火所致，多因胃阴不足，虚火上炎所致。 |

# 清胃火中药方

　　调理时应以清热泻火为主，同时注重调和脾胃，确保胃气的顺畅和脾的运化功能。还要结合合理的饮食结构和生活习惯，适度的运动，以达到更好的治疗效果。

## 清胃散

组方　生地黄、当归、黄连（夏月倍之）各6克，牡丹皮、升麻各9克。

用法　作汤剂，水煎服。

功效　清胃凉血，主治胃火牙痛，牙痛牵引头疼，其齿喜冷恶热，口气热臭，或有面颊发热、口干舌燥，甚或牙龈出血，或牙龈红肿溃烂，或唇舌腮颊肿痛。

## 白虎汤

组方　石膏48克，知母18克，甘草（炙）6克，粳米18克。

用法　用1斗水，煮至米熟汤成，去滓，温服1升，每日3次。

功效　清热生津，主治气分热盛引起的壮热面赤、烦渴引饮、汗出恶热。

## 玉女煎

组方　石膏9~15克，熟地黄9~30克，麦冬6克，知母、牛膝各5克。

用法　水煎服。

功效　清胃热、滋肾阴，主治胃热阴虚引起的牙痛、头痛、牙齿松动甚或牙衄、烦热干渴、舌红苔黄而干，亦治消渴、消谷善饥等。

本方是治疗胃热阴虚牙痛、牙衄、消谷善饥的常用方。

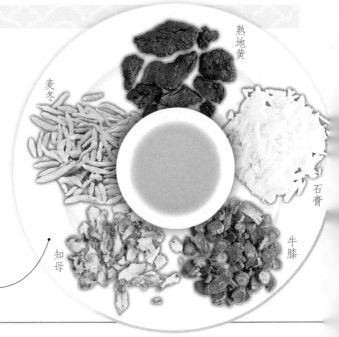

熟地黄

麦冬

石膏

牛膝

知母

**玉女煎**

# 泻火穴位方

按摩应以调和胃火、清热泻火为原则，通过刺激特定穴位，比如大迎穴、内庭穴、颊车穴，达到缓解胃火旺盛的效果。建议在餐后 1 小时左右进行按摩，避免在饱食或饥饿状态下进行。

## 大迎穴

**取穴** 正坐，闭口咬牙，咬肌前下方有一凹陷，按之有搏动感处即是。

**方法** 食指按压大迎穴，按压时要一边吐气一边按压，按压 6 秒左右，重复 30 次。

**功效** 有利于抑制胃火，改善胃经的血液循环，可以缓解胃火引起的牙齿疼痛、脸部肿胀以及口眼歪斜的症状。

此穴有息风止痛、消肿活络的功效。

## 内庭穴

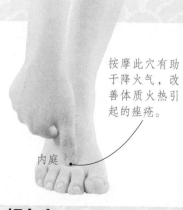

按摩此穴有助于降火气，改善体质火热引起的痤疮。

**取穴** 足背第 2、第 3 趾之间，皮肤颜色深浅交界处即是。

**方法** 用拇指指腹按压内庭穴 1 分钟，之后再轻轻揉动，以有酸胀感为宜。

**功效** 按摩内庭穴可以起到泻胃火、除口臭以及止牙痛的效果。

## 颊车穴

**取穴** 上下牙关咬紧时，咬肌隆起，放松时按之有凹陷处即是。

**方法** 双手拇指按揉两侧颊车穴，要注意力度，一直到有酸胀感为止，从轻到重按摩 2 分钟，每天按摩 3~4 次。

**功效** 经常进行按摩，具有通络止痛的功效，可以缓解胃火旺引起的牙齿疼痛。

此穴配地仓穴可治口眼歪斜。

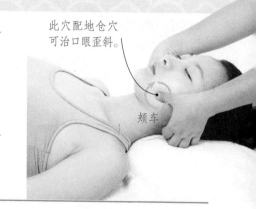

颊车

# 清胃热食疗方

调理胃火旺盛，可以食用一些清热、养护脾胃的食物，比如，海带性寒，清热解毒，若是胃火旺盛引起的牙痛，可以食用海带；莲藕也适合胃火旺盛的人食用，夏季天热，适宜多吃莲藕；枇杷有助于清胃热，但若是糖尿病患者则要慎食。

| 海带绿豆粥 | 白萝卜莲藕汁 |
|---|---|

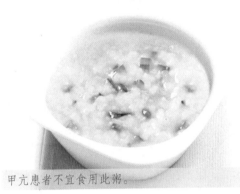

甲亢患者不宜食用此粥。

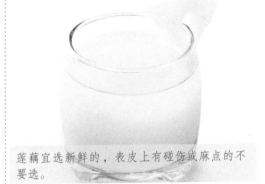

莲藕宜选新鲜的，表皮上有碰伤或麻点的不要选。

海带、绿豆各 30 克，粳米 100 克。海带洗净；绿豆和粳米分别洗净后，泡发 30 分钟。三者共入锅中，锅中加入适量水，大火煮沸后转小火煮至米烂粥稠即可。此粥清热解毒、泻热利尿，有助于缓解胃火过旺引起的口臭、牙痛。

白萝卜、莲藕各 30 克。白萝卜和莲藕分别洗净，去皮，切块。将白萝卜块、莲藕块与适量水共入榨汁机中榨汁即可。白萝卜具有生津止渴、消食下气的作用，莲藕清热生津，二者生食榨汁，滋阴清热效果较好，适用于胃火旺引起的口干咽燥、饥不欲食等症状。

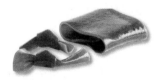

### 🍴 海带

- 性寒，味咸，归肝经、胃经、肾经。
- 适合久病体虚、血虚头晕者。
- 甲状腺功能亢进、胃寒者不宜食用。

### 🍴 白萝卜

- 性凉，味辛、甘，归胃经、肺经。
- 适合消化不良者。
- 脾胃虚寒者不宜食用。

### 西瓜汁清热解暑消胃火

西瓜味甘，性凉，不仅美味，还具有解暑生津、缓解疲劳、清热解毒、利尿消肿的功效。炎炎夏日，来一杯西瓜汁可以清凉解暑。胃火旺的人，可以用西瓜汁降降胃火。如果胃火比较严重，还可以在西瓜汁中加一些苦瓜，清热效果更好。

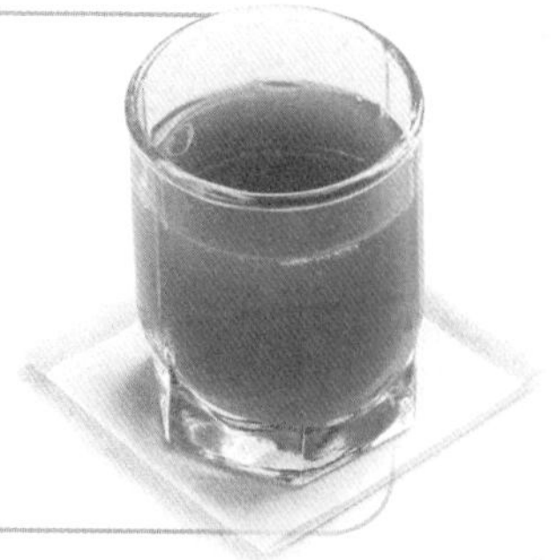

## 枇杷汁

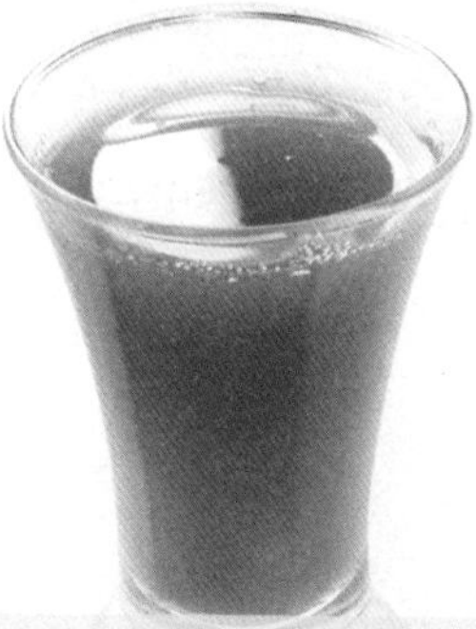

枇杷能够润肺止咳、祛痰，可用于各种咳嗽。

准备枇杷15颗。枇杷洗净后切块，与适量水共入榨汁机中，直接榨汁即可。分早晚2次服用。此饮清肺气、健脾开胃、清胃火，有助于缓解胃火旺盛引起的牙痛、便秘等症状。如果有抽烟的习惯，也可常饮枇杷汁。

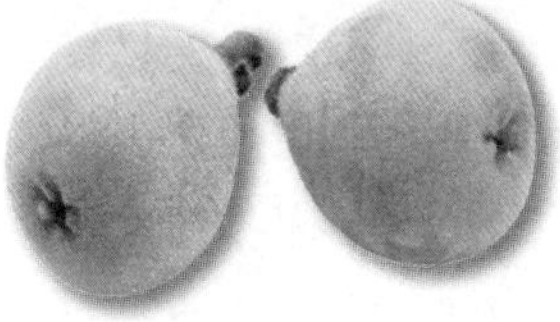

**枇杷**

- 性凉，味甘、酸，归肺经、胃经。
- 适合容易上火者。
- 糖尿病患者、脾胃虚寒者不宜食用。

## 苦瓜豆腐汤

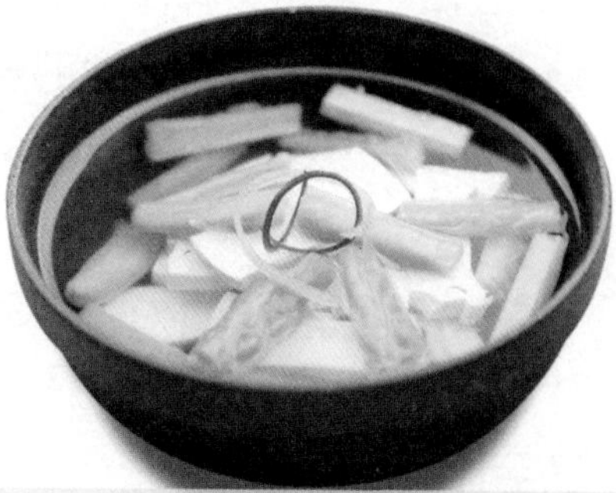

夏季胃口不佳，喝此汤清热解暑又下火。

苦瓜1根，嫩豆腐1盒，高汤、盐、油、胡椒粉、料酒各适量。苦瓜洗净，挖去白色部分后切片；嫩豆腐洗净，切成长条状。起油锅将苦瓜炒一炒，加高汤，再调点盐和料酒，放入豆腐烧开，调入少量胡椒粉，最后搅匀即可。此汤中苦瓜清热祛火的效果较好，豆腐可清热润燥，两者煮汤喝可缓解胃火旺的一系列症状。

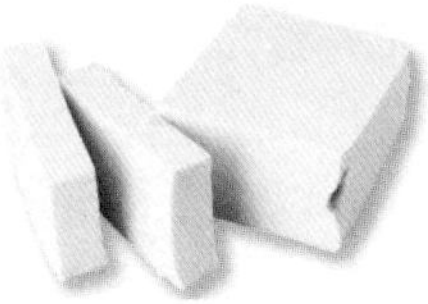

**豆腐**

- 性凉，味甘，归脾经、胃经、大肠经。
- 适合糖尿病患者、高血压患者。
- 痛风患者谨慎食用。

# 保养脾胃
# 从生活细节开始

由于工作压力大、饮食不规律、喜欢点外卖等原因，越来越多的人脾胃出现了问题。脾胃是人体的"水谷气血之海"，如果脾胃功能不正常，人体所需养分便得不到及时补充和供应，身体的各个器官都可能受到影响，从而引发诸多健康问题。所以在生活中一定要注意养护脾胃。

## 多动动脚趾

对于脾胃虚弱的人来说，经常活动活动脚趾及脚部可以起到很好的健脾养胃作用。

很多人晚上下班回家后，感觉很累，可以在晚上睡觉前，先用热水泡脚30分钟，然后再用手捏按脚趾，时间建议控制在1分钟左右。或者在洗脚时，在盆里放一些椭圆形、大小适中的鹅卵石，这样边泡脚边用脚趾抓石头，可以刺激脚部穴位，起到保健的作用。

泡脚可以促进全身血液循环和新陈代谢，有助于睡眠，间接促进胃肠道运动。

平常没事的时候，也可以多按摩脚趾。按摩也讲究方法，对于脾胃虚弱、经常腹泻的人来说，可逆着脚趾的方向按摩；对于消化不良以及有口臭、便秘的人来说，最好顺着脚趾的方向按摩，这样可以清胃火。

## 脾胃也需要"运动"

胃病要养，除了保证规律的饮食，适当运动也有助于脾胃的调养。

胃病患者在刚开始锻炼时，运动强度宜小。如采用速度缓慢、全身放松的步行，时间每次20~30分钟。随着病情好转，可适当加大运动量，每天最好坚持运动30~40分钟。注意，急性肠胃炎、胃出血、腹痛者不宜运动，待病情恢复或好转后再进行适当运动。

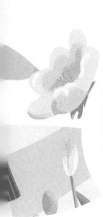

散步时，腹部的肌肉随之运动，可促进胃肠的蠕动，增进肠道的消化和吸收。

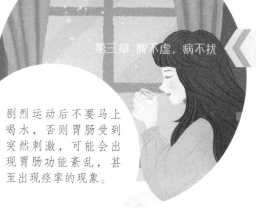

剧烈运动后不要马上喝水，否则胃肠受到突然刺激，可能会出现胃肠功能紊乱，甚至出现痉挛的现象。

## 喝水也有学问

脾是运化水湿的，喝水不当会伤脾胃，尤其是夏天，天气炎热，容易出汗，造成大量水分丢失，耗伤阴液。因此夏天要多喝水，及时补充水分。但是，水应该怎么喝，其实也有讲究。

如同吃饭一样，喝水也要按时按量，不要等感觉口渴了才喝水。喝水要一口一口地喝，尽量不要一次性摄入大量的水。急于大量饮水，会使胃内暴充，胃液稀释，导致胃肠的消化吸收功能下降，暴饮后体内水分骤增，还会使体内大量盐分流失。故前人主张"不欲极渴而饮，饮不过多"。

## 细嚼慢咽

细嚼慢咽不仅能够有效地发挥唾液的作用，分解食物，减轻胃的负担，还可以更好地刺激口鼻中的感受器官。这些感受器官能够让我们更好地体会食物的质地、温度、香气和味道，从而更充分享受食物所带来的乐趣。

细嚼慢咽可以使唾液分泌量增加，唾液是碱性的，咀嚼的时间越充分，分泌的唾液就越多，随食物进入胃中的碱性物质也就越多，它们可以中和过多的胃酸，平衡酸碱性，减少胃酸对胃黏膜的伤害。唾液中的蛋白质进入胃部以后，还会在胃里起反应，生成一种蛋白膜，可以对胃起到一定的保护作用。

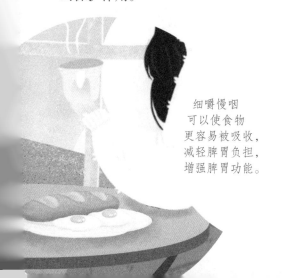

细嚼慢咽可以使食物更容易被吸收，减轻脾胃负担，增强脾胃功能。

### 夏季适宜养脾胃

脾脏对应长夏，一般来说，就是农历六月左右，这个时候适合养护脾胃。但长夏的气候偏湿热，脾却是喜燥恶湿，所以长夏养生一定要注意祛湿防脾虚，应该淡补，也就是饮食要清淡一些，大鱼大肉要适当减少。

# 这些习惯容易伤脾，要远离

脾胃影响身体的消化、免疫和血液循环等功能。在日常生活中，有些习惯看似无伤大雅，却可能悄悄伤害着脾胃。因此，了解哪些习惯会伤害脾胃，并注意避免它们，才能更好地保养脾胃。

## 吃饭过快，贪吃过饱

现在很多人吃饭都是大口吞咽，东西刚放到嘴里嚼着，筷子就又伸到盘子里，眼睛却还看着手机，连吃进去的食物是什么滋味都不知道，肠胃突然就被充满了，很容易出现积食和腹胀。所以吃饭要一口一口地吃，细嚼慢咽，才能更好地消化吸收。

吃饭过快，大脑无法及时接收饱的信息，会导致进食量过多，引起肥胖。

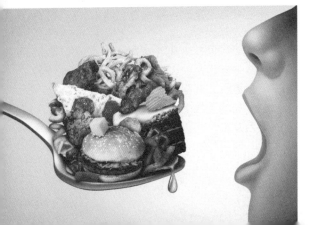

## 让吃饭慢下来

吃饭时咀嚼速度要慢，细嚼慢咽能充分感受食物的味道，应该减少分散注意力的因素，比如，吃饭时不要经常停筷，不要频繁地翻动食物，也不要经常说话，更不要玩手机。另外，吃饭时还要避免喝水或者饮料。

## 过度疲劳

生活中，有些人喜欢在晚上加班工作或伏案看书，这样会使脾胃运化迟滞，消化功能紊乱，出现脘腹痞满、不爱吃东西或吃完后也不容易消化的情况。此外，过度劳累，不管是脑力劳动还是体力劳动，对于脾胃虚弱的人来说，都有可能加重其病情。

当有些人把过劳当成一种习惯时，他们离生病就不远了。要改变这样的现状就要学会劳逸结合，学会合理地安排自己的时间，该工作的时候工作，该学习的时候学习，该休息的时候休息。只有学会放松自己的身心，调整自己的生活，休整后的精力才会更加充沛，效率才会更高。

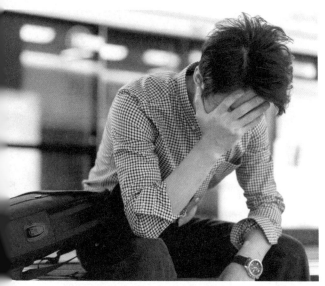

思为脾之志。思虑太过，容易导致气结不行，积聚于中，出现腹胀等症状。

# ⚠ 饮食不节

很多人认为吃饭一定要吃饱，我们说的饱其实就是把肠胃填充满的程度。如果吃得太饱，肠胃没有任何余地，其蠕动和消化功能就会受到影响。一般早饭吃八分饱，午饭吃七分饱，晚饭吃五分饱就可以了。如果午饭吃得太饱就会觉得下午困乏，因为肠胃需要更多的气血去工作，供给其他系统的气血就不足了；如果晚饭吃得太饱，会直接影响到睡眠，也就是所谓的"胃不和则卧不安"。

# ⚠ 长期抑郁

如果思虑过重，气机就不动了，郁滞在那里，就影响了脾气的升发，容易引起各种脾胃的不适。所以中医说"思虑伤脾"。很多人工作压力太大，思虑过重，情绪不好，最直接的反应就是胃口变差，没食欲，吃什么都不香，或者胃脘痞闷，这些人要么干瘦要么虚胖。

如果情志不畅，肝气疏泄失常，也会影响脾胃功能，出现生气后不思饮食的症状，俗话说"气得吃不下饭"，也是这个意思。此外，长期肝气不舒的人，情绪很容易郁闷、焦虑、紧张、不开心，甚至发怒，表现为口苦、口干，有时候会有眩晕感，经常胃痛、胃胀，这就是"肝木横逆克脾土"所致。

## 良好的饮食习惯

- 注重营养均衡，不偏食、不挑食。
- 低油少盐，油盐摄入超标容易导致肥胖和疾病。
- 少食多餐，有助于防止饥饿感。
- 吃饭时细嚼慢咽。

## 不注重午休

现代人工作压力大，在午休时间建议可以适当小睡一下，这样便于精力恢复，对下午的工作是非常有利的。这是因为进食后身体会调动大部分的血液到肠胃以促进消化。此时如果能休息一下，可以减少其他系统对于血液的分流，有助于消化道更好地工作。

午睡也是有讲究的，方法得当的午睡可以养出一副好肠胃。

首先，不要饭后即睡。吃完饭后立马睡觉对身体健康不利，容易导致消化不良、肥胖、食管炎等疾病。可以外出走一走，消消食再午睡。其次，要注意睡觉姿势。有条件的话最好能平卧于床，但如果只能在桌前小憩的话可以放松裤带，减少对胃肠的挤压，更有助于消化。最后，午睡时间的长短也有讲究，建议时间控制在 30 分钟左右。如果超过 1 个小时，醒来的时候容易脑袋不清醒，反倒会降低下午的工作效率。

如趴在桌上睡，尽量关闭计算机，避免计算机辐射影响健康。

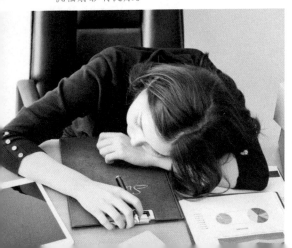

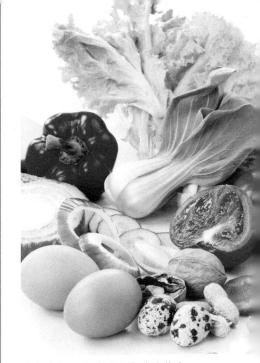

脾虚的人，尤其要注意清淡饮食，营养均衡，可选择青菜、水果、瘦肉、蛋类等搭配着吃。

## 过食咸伤脾胃

人在冬天里适当吃一些咸味食物，可调节肾脏功能，使之阴阳平衡，但如果吃得多了，反而会使肾脏阴阳失调，肾阳不足。而脾阳是依靠肾阳的温养作用进行运化的，肾阳不足，就会使脾阳虚弱，运化失常，会出现五更泄、食谷不化等症状。

脾胃喜欢清淡，无论是大咸、大甜，还是大辛、大酸、大苦，都对脾胃不宜。饮食清淡要做到多蔬菜、多水果，少油腻、少厚重，还要做到荤素搭配、营养均衡。

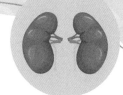

## 第四章

中药
调理

穴位
调理

# 养好肾，防衰老

　　动不动就腰酸的人，很有可能是肾虚。这是因为肾居腰中，肾的功能出现问题，就会影响腰部。若是肾阴虚，会有盗汗、失眠的症状；肾阳虚，则会表现为形寒肢冷、小便清长。另外，肾虚日久，还会影响其他脏腑，假如出现腹泻、便秘的情况，说明影响了脾胃，是脾肾阳虚；若是出现眼干、眼涩，则是影响了肝脏，是肝肾阴虚。本章选取了与肾密切相关的常见问题，轻松分辨典型症状，调理方法多样，帮助大家养肾护肾。

饮食
调理

# 神疲乏力、尿频，
# 肾气不固是主因

精神状态一般可以反映一个人的健康状况，若是感觉到疲倦、浑身没劲，并且还伴随尿频的情况，可能是肾气不固所致。肾气不固又称"下元虚证"，是指肾气的固摄功能减弱引起的疾病。

### 肾气不固的原因及影响

父母身体素质差，导致后代肾精充盈程度比一般人差，肾精不足，无法化生出充足的肾气，且固摄作用弱，这是先天原因。

肾精会随着年龄增长慢慢消耗殆尽；年龄过小，未发育成熟，肾精转化的肾气有限。此二者都会导致肾气不足，固摄作用弱。

男性青年早婚，恣情纵欲，女性房劳多产等，都会损伤肾精，导致肾气不足，固摄作用减弱。

各种慢性疾病或错误治疗导致病情迁延不愈等也会损伤人体正常气血，导致气滞、气虚、血瘀、血虚等多种气血问题，日久导致气血不足，气血无法化生出充足的肾气，使得固摄作用减弱。

肾气不固可见腰膝酸软、小便异常，男性遗精、滑精，女性白带、月经异常等。

| 症状 | 神疲乏力 | 小便清长 |
|---|---|---|
| |  |  |
| 原因 | 人体的生理活动依赖于气血的运行，肾气亏虚，气血虚弱不能荣养四肢百骸，会有疲劳乏力的感觉。 | 肾气亏虚，固摄无权，膀胱失约，则小便频数清长、尿后余沥不尽、夜尿频多、遗尿、小便失禁。 |

## 肾气不固的调理原则

肾气不固的调理总原则是补肾益气。

饮食上，可以适当食用山药、板栗、核桃等食物，这些食物都有很好的补肾益气的作用。

要养成良好的生活习惯，保证睡眠充足不熬夜，饮食有度，起居有节。

适当运动，可以提高身体抵抗力，补肾益气，可选择深蹲、慢跑、仰卧起坐、站桩、打太极等。

如果出现腹泻的症状，可以在医生的指导下服用四神丸、泻痢固肠丸、金匮肾气丸等药物；如果出现遗精的症状，可以服用金锁固精丸、五子衍宗丸等药物进行调理。

## 站桩补肾气

身体自然站立，呼吸调匀，精神放松。两脚平行，与肩同宽。松胯收腹，两手垂于体侧，十指分开，指间关节自然微屈，掌心内凹。保持头正身直，虚灵顶劲，含胸拔背，沉肩虚腋，两膝微屈，两目微闭或似看非看前方。两唇轻合，舌抵上腭，下颏内收。

站桩的最佳时间段为早上，时间从 5 分钟开始，可逐步增加到 60 分钟。

---

| 腰痛 | 耳鸣 | 面色苍白 |
|---|---|---|
|  |  |  |
| 腰为肾之府，肾气亏虚，肾精不足则腰失濡养，产生酸痛的感觉。 | 中医认为耳为肾之窍，肾虚则精微不能濡养耳窍，就会出现耳鸣的症状。 | 面色苍白是虚证和寒证的表现之一。因为面部由血濡养而荣，气虚时，无力推动血液运行，面部不得濡养，就表现为苍白、没有光泽。 |

# 固肾益气中药方

　　肾气不固者可常吃补气的中药，比如五味子补肾宁心，对于遗精、滑精有较好的调理作用。一些中药方剂如金锁固精丸、缩泉丸、金匮肾气丸等，固肾效果不错。

## 金匮肾气丸

**组方** 干地黄 24 克，山药、山茱萸各 12 克，泽泻、茯苓、牡丹皮各 9 克，桂枝、附子（炮）各 3 克。

**用法** 上为细末，炼蜜为丸，水蜜丸一次 4~5 克，小蜜丸一次 6 克，大蜜丸一次 1 丸，每日 2 次。

**功效** 补肾助阳，主治肾阳不足证，症见腰痛脚软、身半以下常有冷感、小腹拘急、小便不利或尿频（入夜尤甚）、阳痿早泄、舌淡而胖、脉虚弱，以及痰饮、水肿、消渴、脚气等。

## 缩泉丸

**组方** 乌药、益智子（炒）、山药各 300 克。

**用法** 研为末，水飞作丸，每次 3~6 克，每日 3 次。

**功效** 补肾缩尿，主治肾虚所致的小便频数、夜间遗尿。

## 金锁固精丸

**组方** 沙苑蒺藜（炒）、芡实（蒸）、莲须各 60 克，龙骨、牡蛎（煅粉）各 30 克。

**用法** 共为细末，以莲子粉糊丸，每次服 9 克，每日 2~3 次，空腹淡盐汤送下；亦作汤剂，用量按原方比例酌减，加莲子适量，水煎服。

**功效** 涩精补肾，主治肾虚不固引起的遗精滑泄、神疲乏力、腰痛耳鸣、舌淡苔白、脉细弱。

本方亦可用于女子带下属肾虚滑脱者。

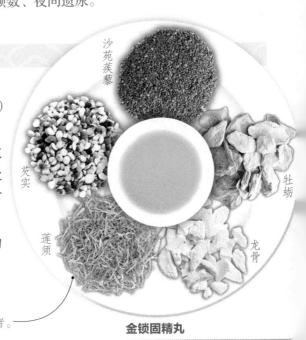

**金锁固精丸**

沙苑蒺藜　芡实　牡蛎　莲须　龙骨

# 补益肾气穴位方

经常按摩关元穴、肾俞穴、太溪穴，可以固护肾气。另外，也可以配伍气海穴调经固精。在固肾的同时，要注意调和体内阴阳，确保肾脏功能的正常运转。

## 气海穴

取穴 在下腹部，脐中下1.5寸，前正中线上。

方法 用掌心或掌根对气海穴进行环状地按揉，可以分小圈、中圈、大圈依次进行，每次按摩5分钟左右。

功效 长期坚持按摩有助于补益肾气。

常按此穴可调理一身之气。

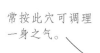

气海

## 关元穴

取穴 在下腹部，前正中线上，肚脐中央向下4横指处即是。

方法 可以用拇指按揉关元穴100次左右，早晚各1次。

功效 调气回阳，有助于补益肾气，缓解精神疲惫。

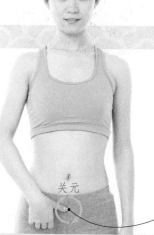

关元

常按此穴可培补元气、温肾壮阳。

## 肾俞穴

取穴 肚脐水平线与脊柱相交椎体处，正中线旁开2横指处即是。

方法 点燃艾条，温和灸肾俞穴10分钟左右，以皮肤出现红晕为宜。

功效 艾灸肾俞穴可以强身壮阳、益气固精、缓解疼痛、增强体质、疏通经络等。

艾条距离皮肤以3~7厘米为宜。

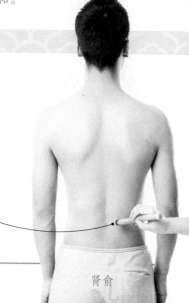

肾俞

# 补肾食疗方

肾气不固者，食疗应以温补为主，注重补益肾气的同时还要保证营养均衡。在食材选择上，应多食用温热、益肾的食物，如黑豆、乌鸡、猪肾、羊肾、鸽蛋等，这些食物能够直接补益肾气，增强肾脏的固摄能力，也可做成固肾药膳。避免食用生冷寒凉、辛辣刺激、高盐、肥甘厚腻的食物，避免过量饮酒。

| 黄芪山药粥 | 黑豆紫米粥 |
|---|---|

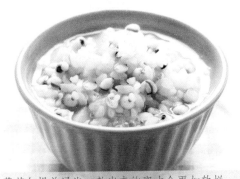

薏苡仁提前浸泡，熬出来的粥才会更加软烂。

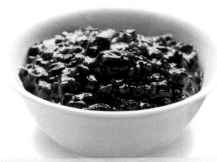

常食此粥还有乌发的作用。

黄芪、山药各30克，薏苡仁、粳米各50克。山药去皮，洗净，切小丁。锅中放入黄芪和适量水，大火烧开后转小火熬煮30分钟，去渣取汁，再放入薏苡仁、粳米熬煮，最后放入山药，煮至烂熟即可。此粥有益气固表、健脾固肾的功效。

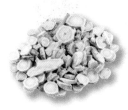

黑豆、紫米各25克，冰糖10克。黑豆和紫米用清水浸泡8~12小时，洗净。锅中加入清水，大火煮开后放入黑豆和紫米，再次煮开后转小火煮40分钟，出锅前2分钟放入冰糖即可。此粥滋补肾精、益气补虚，有助于缓解腰膝酸软、乏力等症状。

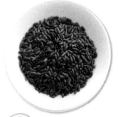

### 🍴 黄芪

- ■性微温，味甘，归脾经、肺经。
- ■适合脾胃虚弱者。
- ■阴虚阳亢者不宜食用。

### 🍴 紫米

- ■性温，味甘，归脾经、胃经、肺经。
- ■适合营养不良者。
- ■肠胃功能差者不宜食用。

## 补益肾气吃乌鸡

乌鸡全身均可入药，其骨、肉及内脏均有药用价值。乌鸡富含蛋白质及多种氨基酸，具有益气养阴、养血健脾的作用，特别适合阴虚及气虚的人群。乌鸡入肾经，具有益肾固精、滋阴补肾的作用，可调理腰膝酸软、耳鸣耳聋等症状。乌鸡药食两用，不仅可以炖汤、煮粥、炒菜，还可以制成多种成药和方剂。

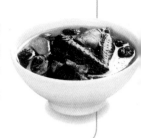

## 金樱子粥

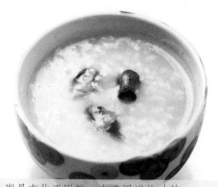

此粥具有收涩固精、止遗固泄的功效。

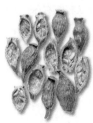

金樱子15克，粳米100克。金樱子洗净，加水200毫升，煎至100毫升。粳米淘洗干净，放入锅中，再加入适量水煮成稀粥。早晚温热服食，5~7天为1个疗程。此粥适用于肾气不固导致的早泄、遗精、遗尿、白浊等症状。

### 金樱子

- 性平，味酸、甘、涩，归肾经、膀胱经、大肠经。
- 适合久泻者。
- 有实火者不宜食用。

## 乌鸡人参汤

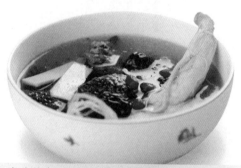

乌鸡具有调经活血的功效，被视为妇科良药。

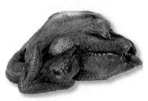

鲜人参10~15克，乌鸡半只，大枣、板栗、姜片、枸杞子、盐各适量。乌鸡处理干净，与其他材料一同放入锅中，加入适量水，炖熟即可。此汤可大补元气，有助于缓解劳伤虚损、肝肾亏虚等症状。

### 乌鸡

- 性平，味甘，归肝经、肾经、肺经。
- 适合气血不足者。
- 阴虚火旺者不宜食用。

# 腰膝酸软、怕冷，
# 可能是肾阳虚

有的人经常感觉腰膝酸冷，并且比一般人怕冷，还容易疲劳，这可能是肾阳虚导致的。肾阳虚是肾阳虚衰，温煦失职，气化失权所表现出的虚寒证。

### 肾阳虚原因及影响

肾阳虚的原因主要分为先天不足和后天损耗。先天不足者，多是素体阳虚累及肾脏，导致阳气虚衰。后天劳损者较多见，常见的有病程久长，虚耗中气，伤及肾脏阳气致肾阳虚；或随着年龄增长，肾精逐渐亏虚，累及肾阳自然虚弱。

中医认为，肾主水，肾阳对水液有气化蒸腾作用，若肾阳不足，蒸腾气化无力，则出现小便清长、腰膝酸软而痛、久泻不止、小便频数、浮肿、畏寒肢冷、精神萎靡等症状。

| 症状 | 形寒肢冷 | 腰膝酸软而痛 | 男性阳痿早泄，女性宫寒不孕 |
|---|---|---|---|
| |  | 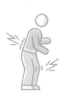 |  |
| 原因 | 阳气有温煦肢体的作用，肾阳不足，则不能继续温煦周身，就会感到形寒肢冷。 | 肾阳虚衰不能温养腰府及骨骼，就会出现酸软的情况。 | 肾阳不足，命门火衰，导致生殖功能减退。 |

## 肾阳虚的调理原则

肾阳虚的调理总原则是温肾壮阳。

要养成科学的饮食习惯。每天保证摄入充足的水分，避免熬夜，减少垃圾食品的摄入。在日常生活中患者应该多吃温补类食物，如坚果、枸杞子，适当摄入一些补肾、补阳类药物。此外，肾阳虚兼有性功能障碍的患者，可以食用如羊肉、韭菜、黑芝麻等，以补肾温阳。

要加强运动锻炼，尤其是户外运动，如散步、慢跑、太极拳、球类运动或各种舞蹈活动等。适当的增加日晒时间，补养肾的阳气。应适当控制性生活，避免房劳过度。

肾阳虚者状态不好，阳气不足，易出现情绪低落的情况。因此应善于调整自己的情绪，消除或减少不良情绪的影响。

## 骑车健肾法

骑车有助于改善心肾功能，锻炼肌肉关节。动作要领如下。

1. 保持正确的骑车姿势。双手轻轻放在车把上，手臂与身体略成一定角度，踩踏脚板时，脚的位置要恰当。

2. 可以采用中等速度不间断骑行40分钟以上，同时要注意有规律地呼吸。

3. 骑车时放松一点，节奏慢一点。在骑车过程中，切忌做鼓劲憋气、快速旋转、用力剧烈和深度低头的动作。

**久泻不止，完谷不化**

命门火衰，火不生土，脾失健运，水湿下注大肠，则久泻不止。

**小便频数、清长**

肾司二便，肾阳不足，膀胱气化出现障碍，导致小便频数、清长。

**浮肿**

浮肿以腰以下较为严重，因水液内停下焦，溢于肌肤所致。

# 温补肾阳中药方

想要补肾阳，可以选择具有温补性质的中草药，比如：附子为温阳散寒之要药，能补火助阳，缓解肾阳虚引起的畏寒肢冷等症状；肉桂散寒止痛，能缓解腰膝冷痛等症状。

## 右归丸

**组方** 熟地黄240克，山药（炒）、菟丝子（制）、鹿角胶（炒珠）、杜仲（姜汁炒）各120克，山茱萸（微炒）、枸杞子（微炒）、当归各90克，肉桂60克，附子（制）60~180克。

**用法** 上为细末，炼蜜为丸，每次服6~9克，食前用温水或淡盐汤送下。

**功效** 温补肾阳、填精益髓，主治肾阳不足、命门火衰证，症见年老或久病气衰神疲、畏寒肢冷、腰膝软弱、阳痿遗精，或阳衰无子，或饮食减少、大便不实，或小便自遗、舌淡苔白、脉沉而迟。

## 金匮肾气丸

**组方** 干地黄24克，山药、山茱萸各12克，泽泻、茯苓、牡丹皮各9克，桂枝、附子（炮）各3克。

**用法** 上为细末，炼蜜为丸，水蜜丸一次4~5克，小蜜丸一次6克，大蜜丸一次1丸，每日2次。

**功效** 补肾助阳，主治肾阳不足证，症见腰痛脚软、下身寒凉、小腹拘急、小便不利或尿频（入夜尤甚）、阳痿早泄、舌淡而胖、脉虚弱，以及痰饮、水肿、消渴、脚气等。

## 济川煎

**组方** 当归9~15克，牛膝6克，肉苁蓉6~9克，泽泻4.5克，升麻1.5~3克，枳壳3克。

**用法** 水煎服。

**功效** 温肾益精、润肠通便，主治肾阳虚衰、精亏血少证，症见大便秘结、小便清长、腰膝酸软、头晕目眩等。

本方常用于习惯性便秘、老年便秘、产后便秘等属于肾虚精亏者。

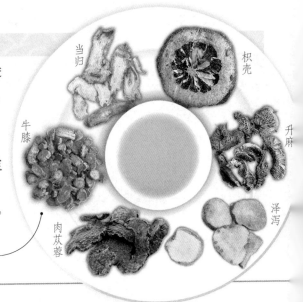

当归　枳壳　牛膝　升麻　泽泻　肉苁蓉

**济川煎**

# 补虚穴位方

　　肾阳虚者阳气不足会出现怕冷、疼痛等症状，用艾灸的方法调理效果比较好。通过艾灸相应的穴位，比如命门穴、涌泉穴、关元穴、腰骶部等，可达到温经通络、补阳散寒、激发身体阳气的效果。

## 命门穴

**取穴** 肚脐水平线与后正中线交点，按压有凹陷处即是。

**方法** 对准穴位进行艾灸，艾条和穴位距离 3~5 厘米，并随着穴位感觉来进行适当调整，时间为 20 分钟左右，或以腰部有温热感为宜。

**功效** 补肾温阳，缓解阳气不足所引起的腰背部疼痛、麻木及怕冷等症状。

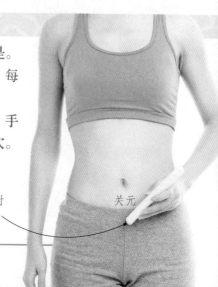

命门

在艾灸过程中要及时将灰掸落，不要用嘴吹。

## 涌泉穴

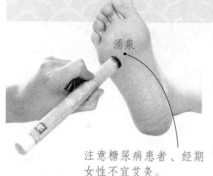

涌泉

注意糖尿病患者、经期女性不宜艾灸。

**取穴** 足底前 1/3 处有一凹陷处，按压有酸痛感处即是。

**方法** 点燃艾条，距离穴位 3~5 厘米，温和灸涌泉穴，每次灸 15~20 分钟，灸至穴位皮肤微微发红即可。

**功效** 温阳散寒、温经通络，可缓解形寒肢冷、失眠等症状。

## 关元穴

**取穴** 下腹部，前正中线上，肚脐中央向下 4 横指处即是。

**方法** 点燃艾条，距离穴位 3~5 厘米，温和灸关元穴，每次灸 15~20 分钟，灸至穴位皮肤微微发红即可。

**功效** 培元固本、补益下焦、温经散寒，腹部冷痛者、手脚冰凉者、女性痛经者、男性阳痿者可常灸此穴。可搭配气海穴、神阙穴合灸，补阳效果更好。

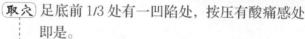

关元

此图仅为示意图，艾灸时不要隔衣灸。

# 温中补虚食疗方

肾阳虚患者需通过温性食物来温补肾阳，以改善体内的阳气不足，比如羊肉、韭菜等。另外，肉苁蓉、核桃等有助于补肾阳的食物也可以经常食用。在温补肾阳的同时，要注意调和阴阳，避免过于温燥而损伤阴液。肾阳虚者可能伴随营养不良，应适当摄入富含蛋白质、维生素和矿物质的食物。

| 当归生姜羊肉汤 | 韭菜炒虾肉 |
|---|---|

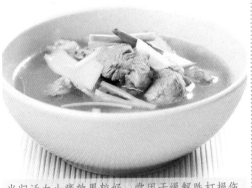

当归活血止痛效果较好，常用于缓解跌打损伤。

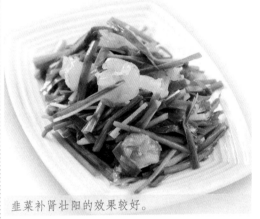

韭菜补肾壮阳的效果较好。

当归30克，生姜50克，羊肉500克，盐适量。羊肉洗净切块；姜切片。三者共入锅中，加适量水，煮至羊肉软烂，加盐调味即可。此汤温中补虚、祛寒止痛，能够改善肾阳虚引起的怕冷、腰痛等症状。

韭菜30克，虾仁10克，油、盐各适量。韭菜洗净；虾仁处理干净。油锅烧热，倒入韭菜煸炒，然后加入虾仁继续炒至其变色，加入盐，翻炒韭菜至入味即可。本品不仅温补肾阳，还能补充蛋白质，非常适合肾阳虚者食用。

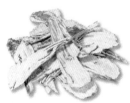

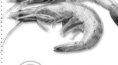

### 当归

- 性温，味甘、辛，归肝经、心经、脾经。
- 适合血虚萎黄、月经不调者。
- 消化不良者慎食。

### 大虾

- 性温，味甘，归肝经、肾经、肺经。
- 适合肾阳虚者。
- 湿热泻痢者慎食。

## 培补肾阳常吃肉苁蓉

肉苁蓉是一味名贵的中药材，具有多种功效，包括补肾阳、益精血、润肠通便等，主要用于治疗肾虚阳痿、遗精早泄、腰膝酸软、耳鸣目昏、精血不足以及肠燥便秘等病症。此外，肉苁蓉还能增强机体免疫力，延缓衰老。

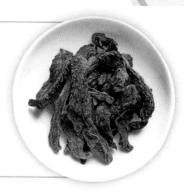

### 苁蓉羊肾粥

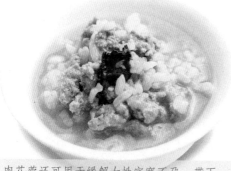

肉苁蓉还可用于缓解女性宫寒不孕、带下、血崩等症状。

肉苁蓉 10 克，羊腰 1 个（去内膜，切碎），粳米 100 克，盐、胡椒粉各适量。将所有食材同煮为粥，最后加入盐和胡椒粉调味即可。此粥可补肾助阳、益精通便，适用于中老年人肾阳虚衰所致的畏寒肢冷、腰膝冷痛、小便频数、夜间多尿、便秘等症状。

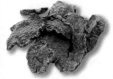

#### 🍴 肉苁蓉

- 性温，味甘、咸，归肾经、大肠经。
- 适合肾阳虚衰者。
- 胃弱便溏、相火旺者忌食。

### 巴戟天羊肉汤

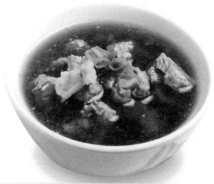

此汤中巴戟天、羊肉都有补肾壮阳的效果。

羊肉 750 克，巴戟天 50 克，洋葱、胡萝卜、番茄各 50 克，生姜 5 片，盐适量。锅中分别放入羊肉、洋葱、番茄和胡萝卜，小火煮 30 分钟后，将巴戟天放入锅中一起煮 30 分钟，出锅前加盐调味。此汤益精助阳，适用于肾阳不足导致的腰酸脚软、怕冷、性欲冷淡等症状。

#### 🍴 巴戟天

- 性温，味甘、辛，归肾经、肝经。
- 适合肾阳不足者。
- 阴虚火旺者忌食。

# 失眠、盗汗，
# 也可能是肾阴虚惹的祸

有的人晚上睡觉会有入睡困难的烦恼，好不容易睡着了也是乱梦纷纭，醒来一身大汗，精神状态反而不如入睡前。出现这样的状况，多与肾阴虚脱不了关系。肾阴虚是肾虚的一种类型，是由于肾阴亏损，虚热内生所表现出的一系列证候。

## 肾阴虚的原因及影响

肾阴以肾精为物质基础，肾阴充足，则全身之阴皆充盈；肾阴虚衰，则全身之阴皆衰；肾阴亡，则全身之阴皆亡，人的生命亦停止。肾阴不足时，则津液分泌减少，表现为阴虚内热及阴虚阳亢之象。

肾阴虚与不良的生活习惯有关，比较常见的是房事不节，这会导致精液泄出过多，时间长了容易耗精伤阴，引起肾阴虚；若平时饮食当中过多进食辛辣燥热的食物，也会耗伤阴液导致肾阴虚；如果平时不注意情绪管理，尤其是经常生气，过怒伤肝，肝气内郁，失于疏泄，从而引起气滞，导致津液、血液失常，阴精内耗，也会引起肾阴虚。

肾阴虚临床多表现为头晕、耳鸣、腰膝酸软、失眠、手足心热，男性可见阳痿、早泄，女性则可见月经量过少或者过多、月经提前的情况。

| 症状 | 腰膝酸痛 | 头晕、耳鸣 | 失眠多梦 |
|---|---|---|---|
| |  |  |  |
| 原因 | 肾阴不足，髓减骨弱，导致骨骼失养而引起腰膝酸痛。 | 肾中精气不足，脑海失充，耳失所养导致头晕、耳鸣。 | 水火失济，心火偏亢，心神不宁影响睡眠质量。 |

## 肾阴虚的调理原则

肾阴虚的调理原则是滋阴补肾。实际操作时，除了药物、食物的调补，还要注意生活起居方面的调整，这样才能达到更好的效果。

饮食方面，中医讲春夏养阳，秋冬养阴。秋天要注意养阴，可以多吃滋养肾阴的药食两用之物，比如枸杞子、酸枣仁、龙眼肉等。避免食用辛辣、油腻、煎炸食物，以及咖啡、酒精等刺激肾脏的食物。

起居方面，调整作息，保持充足的睡眠，并尽量在晚上 11 点前入睡。注意劳逸结合，避免过度疲劳，给身体足够的休息时间。

管理情绪，学会应对压力，保持积极的心态，适当放松自己。尽量避免强烈的情绪波动，可以通过散步、瑜伽、冥想等放松方式进行调节。

## 叩齿养肾法

叩齿就是空口咬牙，"叩齿保健法"是传统中医重要养生方法之一。

早晨醒来或睡觉前，心静神凝，摒弃杂念，全身放松，口唇微闭，心神合一，闭目，然后使上下牙齿有节奏地互相叩击，铿锵有声，次数不限。刚开始锻炼时，可轻叩 20 次左右，随着锻炼次数的增加，可逐渐增加叩齿的次数和力度，一般以 36 次为佳。力度可根据牙齿的健康程度量力而行。

叩齿能促进牙齿周围组织及牙髓腔部位的血液循环，增加牙齿的营养供应，故能强壮牙齿。中医认为叩齿能健肾，充盈肾经，所以常叩齿对肾有保健作用。

### 手足心热

肾阴亏虚，体内阴液减少，阳气相对过盛，出现手足心热的症状，一般还会伴随盗汗、大便干的情况出现。

### 口干、颧红

身体依赖于肾阴的滋养、濡润，肾阴不足，身体缺乏滋养，就会有口干、颧红、形体消瘦的症状。

# 滋阴中药方

　　作为调理肾阴虚的经典方药，六味地黄丸滋阴补肾，适用于腰膝酸软等症状；麦味地黄丸可以滋补肺肾；大补阴丸滋阴降火，常用于治疗阴虚火旺、潮热盗汗等症。

## 六味地黄丸

**组方** 熟地黄 24 克，山茱萸、干山药各 12 克，泽泻、牡丹皮、茯苓各 9 克。

**用法** 上为末，炼蜜为丸，如梧桐子大，空心温水化下 3 丸。

**功效** 滋补肝肾，主治肝肾阴虚，症见腰膝酸软、头晕目眩、耳鸣耳聋、盗汗、遗精、消渴、骨蒸潮热、手足心热、口燥咽干、牙齿动摇、足跟作痛、小便淋沥、舌红少苔、脉沉细数。

## 麦味地黄丸

**组方** 熟地黄 24 克，山茱萸、干山药各 12 克，泽泻、牡丹皮、茯苓各 9 克，麦冬、五味子各 15 克。

**用法** 上为细末，炼蜜为丸，如梧桐子大，每次服 9 克，空腹时用温水送下。

**功效** 滋补肺肾，主治肾阴虚引起的虚烦劳热、咳嗽吐血、潮热盗汗等。

## 大补阴丸

**组方** 熟地黄（蒸）、龟板（酥炙）各 180 克，黄柏（炒）、知母（炒）各 120 克。

**用法** 上为末，猪脊髓蒸熟，炼蜜为丸。每次服 6~9 克，空心盐白汤送下。

**功效** 滋阴降火，主治阴虚火旺引起的骨蒸潮热、盗汗、遗精、咳嗽咯血、心烦易怒、足膝疼热等。

甲状腺功能亢进、糖尿病等属阴虚火旺者，均可使用此方。

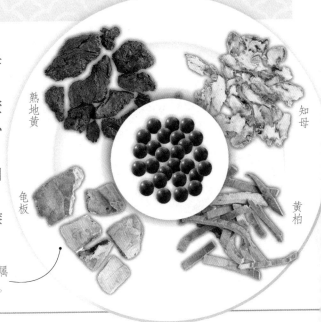

熟地黄　知母　龟板　黄柏

**大补阴丸**

# 补肾穴位方

按摩应以滋阴补肾为主要目的，通过刺激相关穴位和经络，促进肾气的恢复和阴液的补充。肾阴虚往往提示着阴阳失衡，按摩时还需注意调和阴阳，使之达到平衡状态。

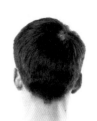

## 肾俞穴

**取穴** 肚脐水平线与脊柱相交椎体处，正中线旁开2横指处即是。

**方法** 双掌摩擦至热后，把掌心贴于肾俞穴，摩揉3~5分钟，或直接以拇指按揉肾俞穴，至出现酸胀感，并且腰部微微发热为宜。

**功效** 补肾益精、化湿利水、聪耳明目、强腰护膝，主治早泄、月经不调等。

刺激此穴可调节肾脏功能，激发肾气。　肾俞

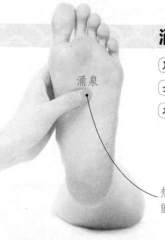

## 涌泉穴

**取穴** 足底前1/3处可见一凹陷处，按压有酸痛感处即是。

**方法** 用拇指点按涌泉1~2分钟，以感觉酸痛为度。

**功效** 滋阴益肾、醒脑开窍，主治头晕、眼花、咽干、小便不利、遗尿等。

涌泉

热水泡脚后可按揉此穴，能增强免疫力。

## 三阴交穴

**取穴** 小腿内侧，内踝尖上3寸，胫骨内侧缘后际处即是。

**方法** 用拇指压住三阴交穴，稍微用力搓动，紧贴皮肤，搓3~5分钟。

**功效** 清热养阴、补肝益肾，主治呕吐、恶心、月经不调、尿频等。

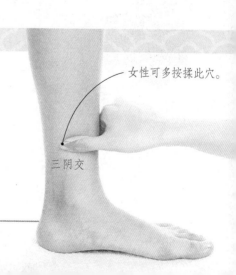

女性可多按揉此穴。

三阴交

# 滋补肾阴食疗方

　　肾阴虚患者应多食用具有滋阴润燥作用的食物，以补充体内的阴液，缓解肾阴虚引起的症状，增强肾脏功能，比如桑葚、黑芝麻、鸭肉、海参等。在滋阴的同时，也要注意避免食用过于寒凉的食物，以免损伤阳气。

| 桑葚山药粥 | 五仁粥 |
|---|---|

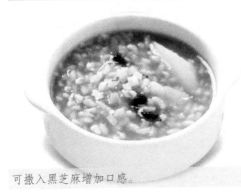

可撒入黑芝麻增加口感。

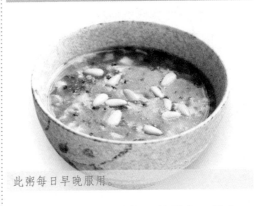

此粥每日早晚服用。

　　桑葚 30 克，山药、粳米各 100 克，葱花、姜末、红糖各适量。桑葚洗净；山药去皮，洗净，切小块。锅内放入桑葚、山药块、粳米和适量水，大火烧沸后改小火，然后加入姜末、葱花、红糖，小火熬煮至熟即可。桑葚有补肾、明目养血的功效；山药补脾养胃、生津益肺、补肾涩精。此粥很适合肾阴虚者。

　　黑芝麻、松子仁、核桃仁、桃仁、甜杏仁各 10 克，粳米 200 克，白糖适量。将桃仁去皮、尖，炒一下备用；其余材料洗净，放入锅中，加入适量水，熬煮成粥，最后加白糖调味。此粥滋养肝肾、润肠通便，可缓解肾虚、便秘等问题。

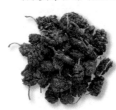

### 桑葚

- 性寒，味甘、酸，归心经、肝经、肾经。
- 适合阴虚火旺、肠燥便秘者。
- 脾胃虚寒者不宜食用。

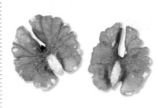

### 核桃仁

- 性温，味甘，归肾经、肺经、大肠经。
- 适合便秘、肾虚、气虚不足者。
- 核桃过敏者、腹泻患者、容易上火者不宜食用。

## 黑豆偏于补肾阴

黑豆药食同源，中医认为，黑入肾，黑色食物具有补肾的功效。黑豆性平，味甘，归脾经、肾经，具有滋补肾阴、补血安神、利水消肿、润肺燥的功效。黑豆对于肝肾阴虚引起的头晕目眩、头发早白、眼睛干涩、视物昏花等症状，也能够起到滋补缓解的作用。

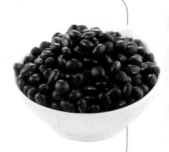

| 冬虫夏草怀山鸭汤 | 海参炖猪肉 |
|---|---|

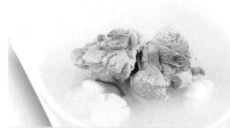

风寒风热感冒、发热等急症期间，不可食用冬虫夏草。

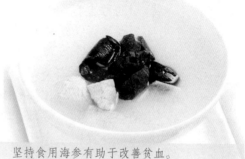

坚持食用海参有助于改善贫血。

冬虫夏草3克，怀山药20克，鸭1只，盐适量。将鸭、冬虫夏草和怀山药处理干净，放入锅内隔水炖熟，加盐调味即可。每周可食用1~2次。此汤滋阴补肾，适用于因肾阴不足而导致的失眠、耳鸣、腰膝酸痛、口干咽燥等。另外，因脾虚引起的纳呆、便溏、消瘦，也可常饮此汤，有助于缓解症状。

猪瘦肉、水发海参各250克，姜片、调味品各适量。水发海参洗净，切块；猪瘦肉洗净，切块。把全部食材放入炖盅内，加适量开水，小火炖2~3小时，调味后即可食用。本品补肾益精、滋润肠燥，适用于肾阴虚患者以及精血亏损、虚羸瘦弱、津枯便秘的患者。

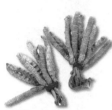

### 🍴 冬虫夏草

- 性平，味甘，归肺经、肾经。
- 适合肺肾两虚者。
- 体质湿热者不宜食用。

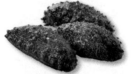

### 🍴 海参

- 性温，味咸，归肾经、心经。
- 适合免疫力低下者。
- 脾虚不运、外邪未尽者不宜食用。

# 早衰、脱发，
# 多是肾精亏虚导致的

有的人年纪轻轻就出现了脱发、秃顶或是少白头等早衰现象，这与肾精亏虚有关，因为发为血之余，肾其华在发。肾精亏虚是一种肾精空虚，不能充养脑髓的病症。

**肾精亏虚的原因及影响**

肾精的亏虚有先天和后天两个方面。因为肾精是禀赋于父母的，也就是说一个人肾精的强或弱与先天条件有一定关系。人在出生以后，肾精因为各种原因都会产生消耗，比如，劳累过度导致气血不足，肾精生化无源，或者房劳过度导致肾精耗竭过度，又或者是久病不愈耗伤气血导致肾精亏虚。

肾精亏虚通常表现为耳鸣、腰膝酸软、神疲乏力、失眠多梦、记忆力下降、遗精滑泄、头晕目眩、舌淡苔少、脉沉细等多种症状。

| 症状 | 耳鸣、耳聋 | 腰膝酸软 | 失眠多梦 |
|---|---|---|---|
| |  |  |  |
| 原因 | 肾精亏虚的主要病机为肝肾阴虚，精血亏少，或纵欲过度，耗伤肾精，必致髓海空虚，耳窍失于充养，故见耳鸣、耳聋、头晕目眩。 | 腰为肾之府，膝靠肾精充养，肾精亏虚，故腰膝酸软。 | 肾水与心火相济，则睡眠安稳。肾精亏虚，不能制约心火，则见失眠多梦。 |

### 肾精亏虚的调理原则

肾精亏虚的调理原则是补肾填精。

饮食上，肾精亏虚者可以多食用有助于补养肾精的食物，比如韭菜、牡蛎等。

运动上，跑步属于有氧运动，经常跑步能够强身健体、养肾补精，对于男性健康的好处也比较多。另外，瑜伽也能够起到养肾补精的作用，瑜伽可以拉伸骨骼，锻炼肾脏，经常练瑜伽的人，体质也会越来越强壮，精力也会越来越充沛。

生活方式上，日常应培养良好的作息习惯，早睡早起，同时避免过度的劳累和熬夜；控制性欲，防止房劳过度；注意休息，减少肾中精气的耗损。调理过程中还应尽量保持心态平和，使机体处于良好的状态。

### 蹲马步养肾精

蹲马步是武术中基本的桩功之一，也是锻炼身体平衡和稳定性的重要训练方法。马步蹲得好，可壮肾腰，强筋补气，调节精气神。

正确的蹲马步姿势为脚尖向前，双脚与肩同宽或略宽于肩。膝盖与脚尖方向一致，不要内扣或外翻。臀部向后，重心放在脚掌上。双手放在膝盖上，或向前伸直，或放在胸前。腰背挺直，不要弯曲。目视前方，保持自然呼吸。要坚持一定的时间，逐渐增加下蹲时间和深度。

| 疲劳乏力 | 性功能减退 | 记忆力减退 |
|---|---|---|
|  |  |  |
| 肾精是人体生命的根本，若肾精亏虚，就会导致人体虚弱无力，疲劳感加剧。 | 对于男性而言，肾精亏损还可能影响生殖系统，导致性欲减退、阳痿、早泄、不育等问题。 | 若肾精亏虚，不能上荣于脑，则髓海空虚，可见记忆力减退，容易忘事。 |

# 补肾精中药方

补肾填精、滋养肾阴是调理的总原则。鹿角可以补肾助阳、生精益血、强筋健骨；菟丝子具有补肾阴、温肾阳的功效，还可以起到固肾的作用。

## 左归丸

**组方** 熟地黄 240 克，山药（炒）、枸杞子、山茱萸、菟丝子（制）、鹿角胶（敲碎，炒珠）、龟胶（切碎，炒珠）（无火者不必用）各 120 克，川牛膝（酒洗，蒸熟）（精滑者不用）90 克。

**用法** 先将熟地黄蒸烂，杵膏，炼蜜为丸，如梧桐子大。每食前用温水或淡盐汤送下百余丸（9 克）。

**功效** 滋阴补肾、填精益髓，主治真阴不足证，症见头晕目眩、腰腿酸软、遗精滑泄、自汗盗汗、口燥舌干、舌红少苔、脉细。

## 龟鹿二仙胶①

**组方** 鹿角 5000 克，龟板 2500 克，人参 450 克，枸杞子 900 克。

**用法** 用铅坛熬胶，初服酒服 4.5 克，渐加至 9 克，空腹时服用。

**功效** 滋阴填精、益气壮阳，主治真元虚损、精血不足证，症见全身瘦削、阳痿遗精、两目昏花、腰膝酸软、久不孕育。

## 五子衍宗丸

**组方** 枸杞子、菟丝子（炒）各 400 克，覆盆子 200 克，五味子（蒸）50 克，车前子（盐炒）100 克。

**用法** 大蜜丸一次 1 丸，水蜜丸一次 6 克，一日 2 次。

**功效** 补肾益精，用于肾虚腰痛、尿后余沥、遗精早泄、阳痿不育。

*此方为补益剂，具有补肾益精之功效。*

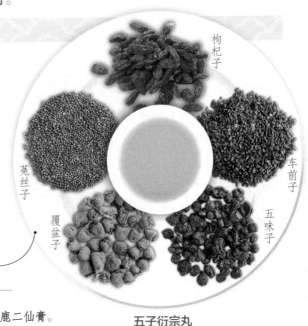

枸杞子

车前子

五味子

覆盆子

菟丝子

五子衍宗丸

①因此方熬制麻烦，也可直接购买中成药龟鹿二仙膏。

# 培补肾元穴位方

　　可以选择命门穴、肾俞穴、关元穴进行按摩，时间可选在晚饭后，因为17:00~19:00是肾经当令的时间，此时按摩腰部或进行其他补肾活动，效果更佳。

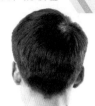

## 肾俞穴

**取穴** 肚脐水平线与脊柱相交椎体处，正中线旁开2横指处即是。

**方法** 双掌摩擦至热后，把掌心贴于肾俞穴，上下摩擦3~5分钟。

**功效** 长期按摩此穴有益肾助阳、强腰利水的功效，肾俞穴对于肾脏的功能有着非常重要的保健作用。

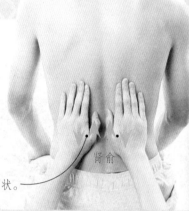

临床主治阳痿、遗精、耳聋、耳鸣等症状。

肾俞

## 关元穴

**取穴** 在下腹部，前正中线上，肚脐中央向下4横指处即是。

**方法** 可以用食指按揉关元穴100次左右，早晚各1次。

**功效** 按摩此穴可培肾固本、补益精血、调理冲任。

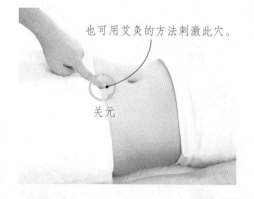

也可用艾灸的方法刺激此穴。

关元

## 命门穴

**取穴** 肚脐水平线与后正中线交点，按压有凹陷处即是。

**方法** 每天将掌根置于命门穴上下连续推擦50次。

**功效** 经常推擦命门穴可强肾固本、延缓衰老。

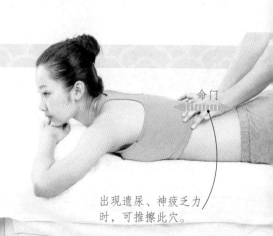

命门

出现遗尿、神疲乏力时，可推擦此穴。

# 补肾养精食疗方

肾精亏虚多表现为身体虚弱、阳气不足，因此应以温补为主，增强体内阳气。可选择具有补肾益精功效的食物，如羊肉、鹿角胶、淡菜、腰花等。虽然温补性食物和药膳汤品对肾精亏虚有益，但也要适量食用，避免过量导致身体不适。

## 核桃乌鸡汤

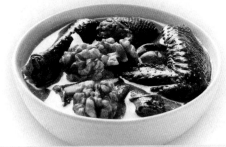

此汤具有滋补肝肾、益气补血的功效。

乌鸡半只，核桃仁、桂圆各20克，枸杞子、生姜、盐各适量。乌鸡处理干净，剁块；核桃仁放入清水中浸泡。锅中放入所有材料及适量水，炖熟即可。此汤补肾固精、益气补血，有助于缓解阳痿、遗精。

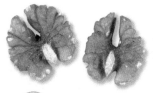

### 核桃仁

- 性温，味甘，归肾经、肺经、大肠经。
- 适合便秘、肾虚、气虚不足者。
- 核桃过敏者、腹泻患者、容易上火者不宜食用。

## 杜仲腰花

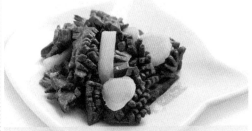

此菜具有补肾气、通膀胱、消积滞、止消渴之功效。

杜仲12克，猪腰一对，葱段、姜片、酱油、鸡精、五香粉、淀粉、盐、油各适量。将杜仲煎煮20分钟，过滤药汁备用；猪腰洗净，切成网状，过一下油备用。油锅烧热，爆香葱、姜，加入腰花，放入所有调味品，翻炒均匀，加入淀粉勾芡，最后浇上杜仲药汁即可。本品适用于中老年人因肝肾不足所致的肾虚腰痛、腰膝无力、头晕耳鸣、高血压等症。

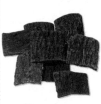

### 杜仲

- 性温，味甘，归肝经、肾经。
- 适合肾气不足者。
- 阴虚火旺者不宜食用。

## 温补肝肾常吃鹿角胶

鹿角胶是鹿角经过熬制而成的胶状物质，具有温补肝肾的功效，适用于肾阳不足引起的腰膝酸痛等症状。此外，鹿角胶还可以用于治疗女性的宫寒不孕、崩漏以及小儿的痘疮、麻疹等症状。食用鹿角胶的方法是将鹿角胶加开水烊化后口服，或者与鸡蛋一起蒸煮后食用。

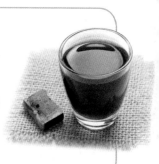

## 鹿角胶粥

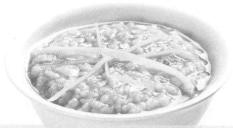

优质的鹿角胶呈深褐色，表面光滑有光泽，质地坚硬不易碎。

鹿角胶 6 克，粳米 100 克，白糖适量。粳米煮成粥后，将鹿角胶打碎放入热粥中溶解，加入白糖。此粥有补肾阳、益精血的作用，适用于肾阳不足、精血虚损所致的形体羸瘦、腰膝酸软、冷痛、遗精、阳痿等症。

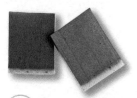

## 淡菜羊肉粥

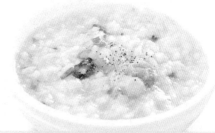

此粥不仅补肾气，还能益精髓、补气血。

干淡菜 45 克，粳米 100 克，羊肉 150 克，料酒、胡椒粉、盐各适量。粳米用清水淘洗干净，加适量水，煮沸后倒入羊肉块、干淡菜、料酒，改用小火熬煮至粥熟时，加入盐、胡椒粉调味即可。此粥可缓解肾精亏虚导致的神疲乏力、肾劳虚损等症。

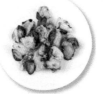

### 🍴 鹿角胶

- 性温，味甘、咸，归肝经、肾经。
- 适合气血两亏者。
- 阴虚阳亢者不宜食用。

### 🍴 淡菜

- 性温，味甘，归肝经、肾经。
- 适合气血不足者。
- 海鲜过敏者、高尿酸血症患者不宜食用。

# 水肿、腰酸，
# 多半是肾虚水泛

如果早上醒来发现身体出现水肿，尤其腰以下肿得厉害，用手按下去，皮肤不能马上恢复原样，并且伴随腰酸腰痛的不适感，很有可能是肾虚水泛所致。肾虚水泛，指肾阳虚衰，不能温化水湿导致水肿的一种证型。

## 肾虚水泛的原因及影响

肾病日久，或病久气血亏虚，或水肿病日久，或其他脏器有病日久影响到肾脏，均可影响肾主水的功能，水饮不能下泻，上逆为患，出现心悸、咳喘、浮肿等水液不能正常代谢的表现，称之为"肾虚水泛"。

肾虚水泛证的主要临床表现为腰膝酸痛、耳鸣、身体浮肿，腰以下尤甚，按之没指，以及小便短小、畏寒肢冷、腹部胀满，或可见心悸、气短、咳喘痰鸣、舌质淡胖、苔白滑、脉沉迟无力。

| 症状 | 全身水肿 | 腰膝酸软 | 腹部胀满 |
|---|---|---|---|
| |  |  |  |
| 原因 | 肾主水，肾阳不足，气化失司，水邪泛溢肌肤，则全身浮肿；肾脏居于下焦，阳虚气化不行，水湿下行，故腰部以下水肿明显。 | 肾阳虚衰失其温煦，故腰膝酸软冷痛、畏寒肢冷。 | 水湿困脾，脾失健运，气机阻滞，则腹部胀满。 |

## 肾虚水泛的调理原则

肾虚水泛的调理原则是温阳利水。

饮食上，可以选择低钠、低脂、高蛋白的饮食，增加瘦肉、豆制品、鱼类等蛋白质的摄入，限制盐分的摄入。

适当的体育锻炼可以增强肾脏的功能，促进血液循环，改善水液代谢，减轻水肿症状，如散步、慢跑、瑜伽等。

生活中，肾虚水泛者也要像肾阳亏虚的人那样，注意防寒保暖，保护肾的阳气。感冒流行季节，外出戴口罩，避免去公共场所；居室宜经常通风换气；平时应避免冒雨涉水，以免湿邪外侵。

## 拍打肾经消水肿

拍打肾经可预防和缓解咳血、气喘、舌干、咽喉肿痛、水肿、便秘、泄泻、腰痛、足心热、腰膝无力等症状。

可使用手掌或按摩锤等工具按顺序拍打肾经。先拍打手肘窝位置，顺着经络的走向进行补拍，或者逆着经络的走向泄拍，在腹部以上的部位手法要轻一些。

通常适合在下午5-7点拍打肾经，每次5~10分钟，每7天拍打1次。这个时间段是肾脏储藏精华的时间，不要做剧烈运动，也不要大量喝水，长期坚持可增强肾脏免疫力。

### 心悸气短

水气上逆凌心，抑遏心阳，则见心悸气短。

### 咳喘痰鸣

肾主纳气，肾虚则导致肾不纳气，影响到肺的宣降功能，从而导致咳喘痰鸣。

### 尿少、无尿

肾阳的气化作用能生成尿液。肾阳不足，气化不利，则不能生成尿液，就会尿少，甚至无尿可排。

# 温阳利水中药方

针对肾虚水泛的患者，治疗时应首先考虑温补肾阳，以增强肾脏的气化功能，进而促进水液代谢，消除水肿。肉桂、附子等就有温补肾气、祛湿的功效。

## 真武汤

组方 茯苓、白芍、生姜各9克，白术6克，附子（炮，去皮，破八片）5克。

用法 水煎温服。

功效 温阳利水，主治阳虚水泛引起的畏寒肢厥、小便不利、心下悸动不宁、头晕目眩、身体筋肉颤动、站立不稳、四肢沉重疼痛、浮肿（腰以下为甚），或腹痛、泄泻，或咳喘呕逆，舌质淡胖、边有齿痕、舌苔白滑，脉沉细。

## 济生肾气丸

组方 茯苓、泽泻、山茱萸、山药（炒）、车前子（酒蒸）、牡丹皮各30克，附子（炮）、肉桂、川牛膝、熟地黄各15克。

用法 作丸剂，每次服9克。

功效 温肾化气、利水消肿，主治肾阳不足、水湿内停所致的肾虚水肿、腰膝疲重、小便不利、痰饮咳喘。

## 五苓散

组方 猪苓（去皮）、白术、茯苓各2.3克，泽泻3.8克，桂枝（去皮）1.5克。

用法 作散剂，每次服6~9克；作汤剂，水煎服，服后喝热水，以微微出汗为宜，用量依具体情况酌定。

功效 利水渗湿、温阳化气，主治小便不利、头痛微热、烦渴欲饮，甚则水入即吐。

本方常用于急慢性肾炎水肿、肝硬化腹水、心源性水肿、尿潴留证属水湿内停者。

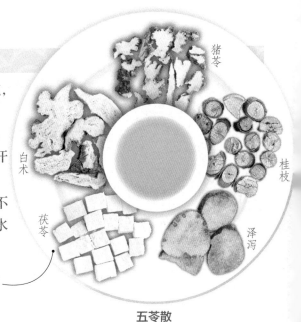

五苓散

# 祛湿温阳穴位方

按摩应以温阳利水为原则，通过刺激相关穴位和经络，促进体内阳气的生发，缓解水液滞留的情况。可以经常按揉水道穴、水分穴、阴陵泉穴等。

## 水道穴

(取穴) 下腹部脐中下3寸，前正中线旁开2寸处即是。

(方法) 用拇指指腹按压水道穴，持续3秒后松开，反复进行，持续1~3分钟。

(功效) 利水消肿、通经止痛，长期坚持可缓解小便不利、小腹胀满、痛经等症状。

水道穴配伍水分穴、阴陵泉穴可缓解全身水肿。

水道

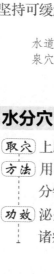

## 水分穴

(取穴) 上腹部，肚脐中央向上1横指处即是。

(方法) 用中指或拇指指腹按揉本穴，每次操作1~3分钟。

(功效) 泌别清浊、利水化湿，主治水饮内停引起的诸症，如水肿、小便不利、头面浮肿等。

水分

水肿、尿少等肾虚症状可按揉此穴。

## 阴陵泉穴

(取穴) 拇指沿小腿内侧骨内缘向上推，抵膝关节下缘的凹陷处即是。

(方法) 拇指指腹放于阴陵泉穴处，先顺时针方向按揉2分钟，再点按半分钟，以产生酸胀感为度。

(功效) 清利湿热、健脾理气、益肾调经、通经活络，主治水肿、小便不利或失禁、遗尿等症状。

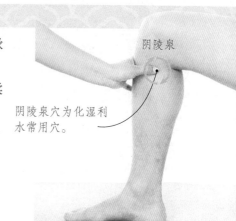

阴陵泉

阴陵泉穴为化湿利水常用穴。

# 利水消肿食疗方

肾虚水泛患者应该选择具有温阳和利水作用的食物，帮助提升体内阳气，促进水液代谢，缓解水肿症状，比如冬瓜、鲤鱼、薏苡仁等。也要注重食用能够补益肾气的食物，如黑豆、枸杞子等以强化肾脏功能，从根本上改善肾虚水泛的状况。另外，由于肾虚水泛患者水液代谢失调，建议采用低盐低脂的饮食方式，减轻肾脏负担，促进水液平衡。

## 茯苓泽泻土鸡汤

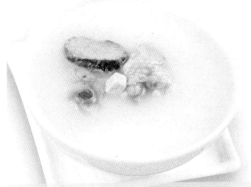

泽泻搭配茯苓，可以缓解水湿内停之水肿。

土鸡 1 只，泽泻、茯苓各 60 克，料酒、盐各适量。土鸡处理干净，切块，放入沸水中余 3 分钟捞出。锅中加入适量水、料酒、鸡块、泽泻、茯苓，大火煮沸转小火煲 2 小时，加盐调味即可。此汤利水渗湿，有助于缓解小便不利、水肿胀满等症状。

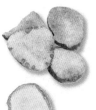

### 泽泻

- 性寒，味甘、淡，归肾经、膀胱经。
- 适合四肢水肿者。
- 肾虚精滑者不宜食用。

## 大枣黑豆鲤鱼汤

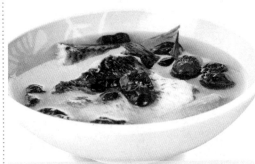

黑豆富含钾，可帮助排出体内多余水分和盐分，从而消除水肿。

黑豆 60 克，鲜鲤鱼 1 条，大枣、盐各适量。鲤鱼去鳞、内脏，洗净；黑豆、大枣洗净放入鲤鱼腹中，加适量水煎煮至烂熟，加盐调味即可。此汤祛湿利水，有助于缓解肾虚水泛引起的水肿。

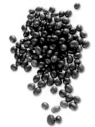

### 黑豆

- 性平，味甘，归脾经、肾经。
- 适合水肿者。
- 肾功能不全者不宜食用。

## 冬瓜利尿消水肿

冬瓜是一种高钾低钠的蔬菜，并且含有丰富的维生素和矿物质，有助于提高身体的代谢水平，加速水分排出，从而减轻水肿。冬瓜还有利尿的作用，可以增加尿液的排泄量，减轻身体的水肿症状。建议适量食用冬瓜，可以采用炒、蒸、煮汤等多种方式食用。

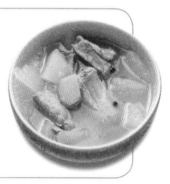

| 薏苡仁红芸豆粥 | 冬瓜陈皮汤 |

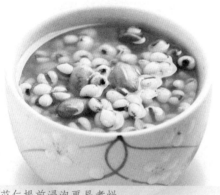

薏苡仁提前浸泡更易煮烂。

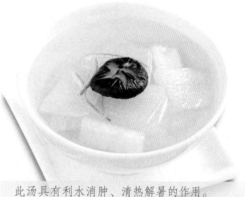

此汤具有利水消肿、清热解暑的作用。

薏苡仁50克，红芸豆25克，冰糖适量。薏苡仁、红芸豆洗净后放入砂锅中，大火煮沸后改小火，熬煮成粥。待粥煮至熟烂时，放入冰糖，搅拌均匀即可。此粥可以利水祛湿，有助于缓解水肿等症状。

冬瓜250克，香菇1朵，陈皮25克，盐、上汤各适量。冬瓜去皮，切块，在沸水中稍煮，捞出浸冷水后沥干；陈皮浸软，切丝；香菇去蒂，浸软，洗净。瓷锅中加入香菇、冬瓜、陈皮和上汤，大火煮沸后转小火煮约1小时，再加盐调味即可。此汤对于肾虚水泛引起的水肿有调理作用。

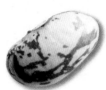

### 红芸豆

- 性平，味甘、淡，归胃经、脾经。
- 适合便秘、营养不良者。
- 孕妇慎食。

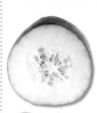

### 冬瓜

- 性凉，味甘、淡，归肺经、大肠经、膀胱经。
- 适合体质湿热者。
- 脾胃虚寒者不宜食用。

# 腹泻、便秘，要考虑脾肾阳虚

有的人会时不时出现腹泻症状，且伴随腹部不适，按胃病治却总也治不好。这可能不仅仅是胃的问题，还和肾有关，中医称为"脾肾阳虚"。脾肾阳虚是指脾肾阳气亏虚，运化饮食和水谷精微功能失常，调节水液代谢作用减弱的病理变化。

---

**脾肾阳虚的原因及影响**

饮食不节、嗜食肥甘厚腻以及辛辣刺激，或过饥过饱、暴饮暴食，损伤脾胃，病久则损伤脾阳和肾阳，最终导致脾肾阳虚；房事无节制，逐渐耗伤肾气，继而损及肾阳，亦能波及脾阳，形成脾肾阳虚；泻痢久不愈，损伤脾气和脾阳，缠绵不断，不能滋养肾脏，逐渐形成脾肾阳虚。脾肾阳虚常见形寒肢冷、小便频数或夜尿频多、脉沉无力、舌淡胖，或舌边有齿痕、舌苔白滑。脾肾阳虚常见腹泻，亦可见到便秘，这种便秘是阳气虚不能传化所致，称为"冷秘"。

| 症状 | 畏寒 | 夜尿频繁、腹泻 | 舌淡、脉沉 |
|---|---|---|---|
| |  |  |  |
| 原因 | 脾肾阳虚的患者在受体内寒邪之气的影响后，多会导致虚寒内生从而出现怕冷等症状。 | 当肾脏阳气虚弱时，患者就会出现泄泻、夜尿频繁、小便不利等症状。 | 脾肾阳虚的患者还会因气血不足而出现舌质颜色较淡、舌边缘呈齿痕状、舌苔白滑的表现，脉象为沉脉。 |

## 脾肾阳虚的调理原则

脾肾阳虚者的调理原则为补益脾肾、温阳散寒。

饮食上，脾肾阳虚者平时应食用温暖脾阳、补益肾阳的食物进行调理，如猪肚、刀豆、山药、淡菜、鸡肉、籼米、糯米等。避免大量食用寒凉性的食物，如鸭肉、苦瓜、茭白、空心菜等，以免损伤阳气，加重病情。

生活方式上，脾肾阳虚者平时需要规律作息，适当加强运动，增强体质。应避免过度性生活，以免影响病情恢复。

脾肾阳虚者还可以在医生指导下服用温补脾肾的中药，比如白术、白芍、桂枝、炙甘草、干姜、附子等进行调理。

## 打乒乓球也能补肾阳

由于肾阳虚患者体质较弱，所以不要过于剧烈地运动。

乒乓球这项运动没有身体对抗，运动量可大可小，讲究旋转、速度，偶然性强，利用特殊的技术战法还可以弥补身体机能退化带来的劣势。

每周可打乒乓球 2~3 次，每次 30~60 分钟。

### 疲乏无力

肾脏阳气的亏虚还会导致患者精气不足，并因此而出现腰膝酸软、身体疲乏无力、性欲减退等诸多症状。

### 水肿

阳气有推动的作用，肾阳虚推动无力，会出现小便排出不畅，或出现面部浮肿、下肢水肿等症状，严重者甚至出现心源性水肿。

# 补益脾肾中药方

对于脾肾阳虚的患者，中药治疗需遵循温补肾阳和补脾益气的原则，选择适宜的药材和方剂进行治疗。同时，保持规律的作息和充足的睡眠，注意保暖，避免受凉，尤其是腰部和下肢。

## 温脾汤

组方 大黄15克，当归、干姜各9克，附子、人参、芒硝、甘草各6克。

用法 水煎服。

功效 攻下冷积、温补脾阳，主治阳虚寒积，症见腹痛便秘、脐下绞结、绕脐不止，以及手足不温、苔白不渴、脉沉弦而迟。

## 实脾散

组方 厚朴（炒）、白术、木瓜、木香、草果仁、槟榔、附子（炮）、茯苓、干姜（炮）各30克，甘草（炙）15克。

用法 加生姜5片，大枣1颗，水煎服。

功效 健脾、行气利水，主治脾肾阳虚，症见身半以下肿甚、手足不温、口中不渴、胸腹胀满、大便溏薄、舌苔白腻、脉沉弦而迟。

## 四神丸

组方 肉豆蔻、五味子各60克，补骨脂、生姜各120克，吴茱萸（炒）30克，大枣50颗。

用法 生姜捣碎，加水适量榨汁，余药碾为细粉，与姜汁一起制成丸剂，临睡用淡盐汤或温开水送服。每服9克，每日1~2次。

功效 温脾暖肾、固肠止泻，主治脾肾阳虚引起的五更泄泻、食不消化，或久泻不愈、腹痛、腰痛肢冷、神疲乏力、舌淡苔白、脉沉迟无力。

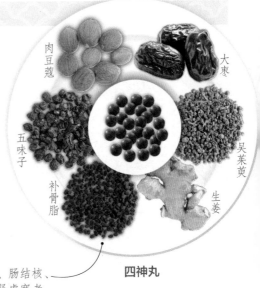

肉豆蔻　大枣　五味子　吴茱萸　补骨脂　生姜

四神丸

本方常用于慢性结肠炎、肠结核、肠道易激综合征等属脾肾虚寒者。

# 温阳穴位方

　　按摩时间建议选择在饭后 1~2 小时进行，按摩时避免受凉，特别是腰腹部等敏感部位，以免加重病情。调补脾肾阳虚可以按摩关元穴、神阙穴等穴位。

## 关元穴

**取穴** 在下腹部，正中线上，肚脐中央向下 4 横指处即是。

**方法** 可以用食指按揉关元穴 100 次左右，早晚各 1 次。

**功效** 补肾调经、温阳固脱，主治腹胀、腹泻、尿频、月经不调、阳痿、早泄、腰膝酸软等病症。

关元

关元穴可以补充元气。

## 命门穴

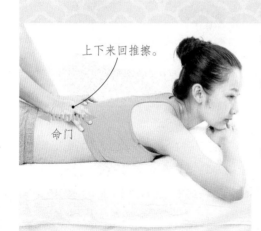

上下来回推擦。

命门

**取穴** 肚脐水平线与后正中线交点，按压有凹陷处即是。

**方法** 用掌根推擦命门穴及两肾，以感觉发热发烫为度，然后将两掌搓热捂住两肾约 10 分钟即可。

**功效** 温肾壮阳、清热安神、调理冲任，主治腰脊强痛、下肢痿痹、月经不调、痛经、肾虚、阳痿等病症。

## 神阙穴

**取穴** 在上腹部，肚脐中央处即是。

**方法** 每晚睡前空腹，将双手搓热，双手左下右上叠放于肚脐，顺时针按揉，每次 20 分钟。

**功效** 温中散寒、止泻止痛，主治胃腹疼痛、泄泻、遗尿、尿频、月经不调、宫寒不孕等病症。

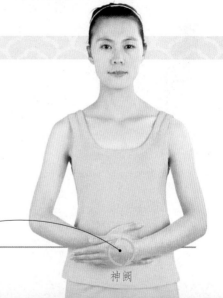

按摩神阙穴可补阳补虚，改善睡眠。

神阙

# 补阳食疗方

　　通过合理的饮食调理，可以有效改善脾肾阳虚的症状。脾肾阳虚患者如果有小便频数的烦恼，可以经常食用韭菜粥，若是畏寒，则可以喝一些羊肉粥。也可以将枸杞子、肉桂等中药材加入食物中，做成药膳，增强温补脾肾的效果。同时，避免食用生冷、油腻、辛辣、不易消化和寒凉性食物。

| 韭菜粥 | 板栗猪蹄汤 |
| --- | --- |

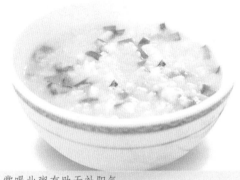

常喝此粥有助于补阳气。

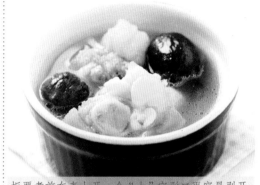

板栗煮前在壳上开一个"十"字形口更容易剥开。

　　韭菜30克，粳米100克，盐适量。韭菜洗净，切细；粳米淘洗干净。先煮粳米为粥，待粥快成时，加入韭菜、盐同煮即可。本品补肾壮阳、固精止遗、健脾胃，有助于缓解脾肾阳虚所致的阳痿、早泄、小便频数、腰膝酸冷、腹中冷痛、泄泻等。

　　板栗10粒，大枣4颗，猪蹄1个，姜片和盐各适量。板栗去壳；大枣洗净；猪蹄洗净，去毛，切大块。猪蹄汆水后，一起与姜片放进瓦煲，加水大火煲沸后，加板栗、大枣，转小火煲约2小时，调入适量盐即可。此汤有补肾气、益腰膝的功效。

🍴 **韭菜**

- 性温，味辛，归肝经、胃经、肾经、肺经、脾经。
- 适合脾肾阳虚者。
- 脾胃虚弱者少食。

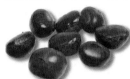

🍴 **板栗**

- 性温，味甘，归脾经、胃经、肾经。
- 适合肾虚、脾胃虚弱者。
- 糖尿病患者不宜食用。

## 补益脾肾常吃山药

　　山药是一种营养丰富的食材，具有多种功效和作用，可以健脾补肺、益胃补肾、固肾益精、聪耳明目、强筋骨，同时能够缓解食欲不振、长时间腹泻、痢疾以及呼吸道疾病所导致的咳嗽、咳痰、喘憋等症状。此外，山药还可以降低血糖、滋肾益精、延年益寿。

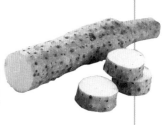

| 葱姜羊肉粥 | 山药蛋黄粥 |
|---|---|

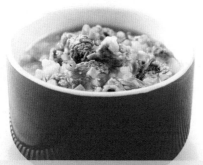

羊肉可以促进血液循环，增加身体热量，调理虚寒效果好。

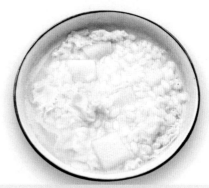

可作为早餐食用，每日1次。

　　生姜10克，羊肉250克，粳米100克，葱花、盐、胡椒粉各适量。锅中放入羊肉块和适量水，大火煮沸后改小火煮约1小时，然后放入粳米，中火煮成粥，再放入姜、葱花、盐、胡椒粉，继续煮5分钟即可。此粥有助于补阳散寒，改善脾肾阳虚。

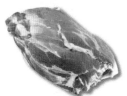

　　熟鸡蛋黄1个，山药、茯苓各30克，粳米50克。粳米洗净；山药切块或切碎皆可；茯苓磨成粉。锅中加适量水，水开后放入粳米、山药和茯苓，小火熬煮40分钟后盛出，加入蛋黄煮熟即可。此粥止泻、温补，有助于缓解久泻。

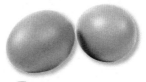

🍴 **羊肉**

- 性温，味甘，归脾经、肾经。
- 适合肾阳虚者。
- 湿热体质者不宜食用。

🍴 **鸡蛋**

- 蛋清性凉，味甘；蛋黄性平，味甘；归心经、肾经。
- 适合体质虚弱者。
- 胆固醇偏高者少食。

# 腰痛、胁痛，与肝肾阴虚有关

腰痛一般与肾虚关系密切，若是伴随胁肋隐痛、眩晕等症状，那多半是肝肾阴虚引起的。肝肾阴虚指肝肾阴液亏虚，虚热内扰产生的一系列症状，多发于形体赢瘦或先天不足者，是许多疾病发展到后期阶段的表现。

**肝肾阴虚的原因及影响**

肝肾阴虚在中医里面属于虚证，虚证都是由先天禀赋不足或后天失养，或久病伤正，或因出血、失精、大汗，或者外邪侵袭到人体正气耗伤所致。

肝肾阴虚的症状主要表现为头晕目眩、腰膝酸痛、眼干、视物昏花或雀盲、耳鸣、午后潮热、颧赤盗汗、容易疲劳、肢体麻木、筋脉拘急、抽搐、胁肋隐痛、形体消瘦、口燥咽干、失眠多梦，女性见不孕、经少或经闭，男性多见遗精。

| 症状 | 腰痛 | 胁部隐痛 | 头晕目眩 | 耳鸣 |
|---|---|---|---|---|
| |  |  |  | |
| 原因 | 腰为肾之府，肾阴亏虚，无力濡养，可感到腰部有酸痛感。 | 肝肾阴虚，肝络失滋，肝经经气不利，则胁部隐痛。 | 肝肾阴亏，水不涵木，肝阳上扰，则头晕目眩。 | 肝肾阴亏，不能上养五窍，则耳鸣。 |

## 肝肾阴虚的调理原则

肝肾阴虚的调理原则为滋阴、补肝、养肾。

饮食上，要注意清淡饮食，少吃辛辣刺激、容易上火的食物。可以选择一些滋阴的食物，如银耳、枸杞子、百合、黑芝麻、桑葚等，以滋补肝肾。

生活作息上，熬夜会耗伤阴液，对肝肾都有损害，所以保持有规律的作息，早睡早起，不要熬夜。改掉抽烟喝酒的坏习惯，不要纵欲过度。另外，不良的情绪也会影响肝、肾功能，所以尽量不要生气、发怒，保持良好的心态是身体恢复健康的关键。

在肝肾阴虚相对严重的情况下，可以使用杞菊地黄丸、知柏地黄丸等中成药进行调理。此类药物具有滋肾养肝、滋阴清热等作用，对于改善肝肾阴虚引起的视物昏花、潮热盗汗、耳鸣、遗精等症状有一定的帮助。

## 瑜伽养肾

有规律的瑜伽练习有助于消除紧张情绪，强身健体，长期练习瑜伽姿势、调息法及放松法还可以起到预防疾病的作用。在瑜伽中，只要把身体向前或向后用力拉伸的体位法，都能刺激肝、肾，比如眼镜蛇式、弓式、双腿背部伸展式等。以下是眼镜蛇式的动作要领。

俯卧在垫子上，双脚分开与骨盆同宽，双手放于身体两侧。吸气，抬起上半身腹部或耻骨压地。呼气，曲手肘，上半身慢慢还原于开始的姿势。

| 失眠多梦 | 男性遗精，女性月经量少 | 口干 |
|---|---|---|
|  | 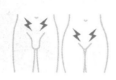 |  |
| 虚火上扰，心神不宁，故失眠多梦。 | 肝肾阴亏，相火妄动，扰动精室，精关不固，则男性见遗精；肝肾阴亏，冲任失充，则女性见月经量少。 | 肝阴虚使得体内阴阳失调，肝火上炎，灼伤阴液，导致出现口干的症状。 |

# 滋肝养肾中药方

治疗肝肾阴虚的关键在于滋阴、补肾、养肝，以改善因阴虚引起的各种症状。肝肾阴虚的治疗需长期坚持，患者应在医生指导下用药，不可自行增减剂量或停药。

## 一贯煎

**组方** 川楝子4.5克，北沙参、麦冬、当归各9克，枸杞子9~18克，生地黄18~30克。

**用法** 水煎服。

**功效** 滋养肝肾、疏肝理气，主治因肝肾阴虚、肝气不舒引起的胸脘胁痛、嗳气吞酸、咽干口燥等症状。

## 杞菊地黄丸

**组方** 中成药，以枸杞子、菊花、熟地黄、山茱萸、牡丹皮、山药、茯苓、泽泻为组方。辅料为蜂蜜。

**用法** 口服。大蜜丸一次1丸，一日2次。

**功效** 滋肾养肝，主治肝肾阴亏所致眩晕耳鸣、羞明畏光、迎风流泪、视物昏花等。

## 六味地黄丸

**组方** 熟地黄24克，山茱萸、山药各12克，泽泻、牡丹皮、茯苓各9克。

**用法** 上为末，炼蜜为丸，如梧桐子大。空腹温水化下3丸。

**功效** 滋补肝肾，主治肝肾阴虚证，症见腰膝酸软、头晕目眩、耳鸣耳聋、盗汗、遗精、消渴、骨蒸潮热、手足心热、口燥咽干等。

本方常用于慢性肾炎、高血压、糖尿病、围绝经期综合征等属肝肾阴虚者。

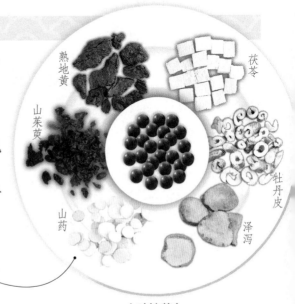

六味地黄丸

# 滋肾强阴穴位方

　　肝肾不足可以按摩三阴交穴、太冲穴、肝俞穴、肾俞穴等，也可以沿肝经和肾经的运行部位从下向上推动，以促进气血流通和经络畅通，推按时力度要均匀，以产生温热感为佳。

## 三阴交穴

（取穴）小腿内侧，内踝尖上3寸，胫骨内侧缘后际处即是。

（方法）用拇指压住三阴交穴，稍微用力揉动，紧贴皮肤，按揉3~5分钟。

（功效）健脾和胃、补益肝肾、调经止带，可以改善肝肾阴虚引起的脾胃虚弱、消化不良、月经不调、带下等不适症状。

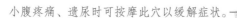

三阴交

小腹疼痛、遗尿时可按摩此穴以缓解症状。

## 太冲穴

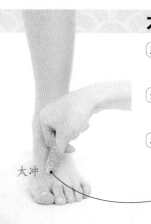

（取穴）足背，沿第1、2趾间横纹向足背后推，至凹陷处即是。

（方法）用拇指指腹从脚趾向脚跟的方向推压，每次1~3分钟。

（功效）平肝息风、清热利湿，可以改善肝肾阴虚引起的头晕、目眩、耳鸣、胁痛、口苦等不适症状。

太冲

太冲穴可缓解肝胆湿热引起的尿赤、小便不利等症状。

## 肝俞穴

（取穴）肩胛骨下角水平连线与脊柱相交椎体处，下推2个椎体，正中线旁开2横指处即是。

（方法）拇指按压在肝俞穴上，力度以局部酸胀感为宜，每次按压持续10秒然后解除压力3秒，一压一松为一个循环，每次按摩时间5分钟为宜，每天进行1~2次即可。

（功效）疏肝理气，有助于缓解胁肋疼痛。

本穴是肝气转输于后背体表的部位，故疏肝理气效果较好。

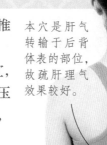

肝俞

# 滋补肝肾食疗方

　　肝肾阴虚患者应选择具有滋阴、养血功效的食物，以补充体内阴液和血液的不足，如桑葚、甲鱼、黑芝麻、枸杞子等。饮食应以清淡、易消化为主，避免过于油腻、辛辣、刺激的食物，以免加重肝肾负担。注意食物的烹饪方式，以保留其营养价值和药效，比如在使用龙眼肉等药材时，可直接食用或熬粥饮用。

## 桑葚粥

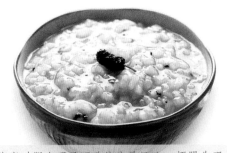

此粥对阴血不足而致的头晕目眩、烦躁失眠有一定的食疗效果。

　　桑葚50克，糯米100克，冰糖适量。先将桑葚洗净，捣烂备用；粳米洗净后加适量清水入砂锅中煮粥，大火煮开后转小火，粥熟后，加入捣烂的桑葚和冰糖，稍煮至冰糖溶化即可。此粥补肝滋肾、益血明目，适用于肝肾阴虚所致的视力减退、耳鸣等。

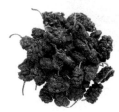

### 桑葚

- 性寒，味甘、酸，归心经、肝经、肾经。
- 适合失眠多梦者。
- 痰湿体质者慎食。

## 百合煲甲鱼汤

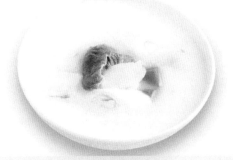

百合有美容养颜、抗疲劳的作用。

　　甲鱼1只，干百合50克，胡萝卜1根，葱段、姜片、香油、盐各适量。甲鱼处理干净，与姜片一同放入砂锅中，加入适量水，大火煮沸转小火煲1小时，加入百合和胡萝卜再煮20分钟，加入葱段、香油和盐即可。甲鱼有助于滋肝养肾，缓解肝肾阴虚引起的耳鸣等一系列症状。

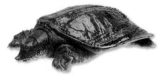

### 甲鱼

- 性平，味甘，归肝经。
- 适合肝肾阴虚者。
- 脾胃虚弱者不宜食用。

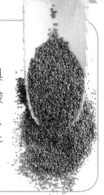

## 补益肝肾可用菟丝子

　　菟丝子属于一年生寄生植物，茎条颜色为金黄色。菟丝子具有多种药用功效，第一，它能补益肝肾，对于肝肾不足、腰膝酸软等症有良好的调理作用。第二，菟丝子能固精缩尿，对于阳痿、遗精、遗尿、尿频等症状有明显的改善效果。此外，菟丝子对于胎元不固、胎动不安、脾肾虚泻等症状均有一定的辅助治疗效果。

| 黑芝麻枸杞粥 | 鸡肝菟丝子粥 |
|---|---|

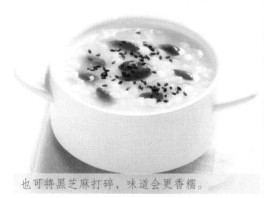

也可将黑芝麻打碎，味道会更香糯。

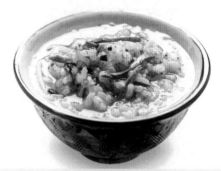

菟丝子有补益肝肾、固精缩尿的功效。

　　黑芝麻 30 克，粳米 80 克，糯米 20 克，枸杞子 10 克，冰糖适量。所有材料洗净，枸杞子泡软，糯米要提前浸泡 2 小时。将水煮开后，放入粳米、糯米、黑芝麻，用小火将粥煮得黏糯后，放入冰糖和枸杞子再煮约 15 分钟即可。此粥有补肝养血、滋肾益精之效，适用于肝肾阴虚导致的头发早白、脱发及阴虚燥热便秘者。

　　鸡肝 2 个，菟丝子 15 克，糙米 100 克，葱白、胡椒粉、盐各适量。鸡肝洗净，切细条；糙米淘洗干净。锅中放入糙米和适量水，大火煮沸后改小火，然后放入鸡肝、菟丝子，小火熬煮至粥熟时，放入葱白、胡椒粉和盐调味即可。此粥补肝肾、益精气，有助于缓解腰膝酸软、视力减退、夜尿多等症状。

### 🍴 黑芝麻

- 性平，味甘，归肝经、脾经、肾经。
- 适合身体虚弱、贫血、便秘者。
- 大便溏稀者慎用。

### 🍴 菟丝子

- 性平，味辛、甘，归肝经、肾经、脾经。
- 适合肾虚患者。
- 阴虚火旺而见大便燥结、小便短赤者忌服。

# 保养肾脏
# 从生活细节开始

肾脏作为人体的重要器官，默默地承担着排毒、调节水分和电解质平衡等重要功能。然而，不健康的生活习惯、饮食习惯和工作压力等都可能对肾脏造成负担。因此，需要从细节入手，关注肾脏健康，通过养成良好的生活习惯保护肾脏。

## 节制性生活

性生活是一种正常的生理需求，但是中医有句话叫"欲不可早、欲不可多"，就是说欲望是不可以提前的，也不能过度。欲多就会损精，精血如果受到损害，就会出现两眼昏花、目睛无神、肌肉消瘦、牙齿脱落等症状。

过早、过度的性生活，对女性来说就会伤血，对男性来说则会伤精，长此以往对身体的伤害是无穷无尽的。因此古代的养生家一直强

牙齿由肾中精气所充养，
肾中精气充沛，
牙齿坚固则不易脱落，
叩齿能健齿、充肾精，
故可健肾。

调人一定要有理性，能控制自己的身体，同时也要控制住自己的情欲，否则的话，就会因为欲念而耗散了精，丧失掉真阳元气。

## 小便时咬紧后槽牙

小便的时候要精神专注，保护肾气，关键的一点就是要咬住后槽牙，尤其对男性而言。为什么要咬牙呢？因为肾主骨，"齿为肾之余"，肾与牙齿关系密切，肾气充足，牙齿就坚固，咬牙叩齿可以固肾健脾。

咬牙时要咬后槽牙，实际上就是保持气机内收的一个状态，收敛住自己的肾气，不让它外泄。这样不仅有利于浊气、糟粕的通畅排泄，还能起到固护肾脏、防治肾亏、延年益寿的作用。

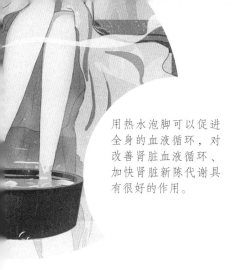

用热水泡脚可以促进全身的血液循环，对改善肾脏血液循环、加快肾脏新陈代谢具有很好的作用。

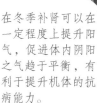
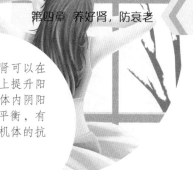

在冬季补肾可以在一定程度上提升阳气，促进体内阴阳之气趋于平衡，有利于提升机体的抗病能力。

# 热水泡脚

从中医的观点来看，五脏六腑的功能在脚上都有相应的穴位。脚既是足三阴经的起始点，又是足三阳经的终止处。经常泡脚就可刺激脚部的太冲穴、隐白穴、太溪穴、涌泉穴以及踝关节以下各穴位，从而起到滋补元气、壮腰强筋、调理脏腑、疏通经络、促进新陈代谢以及延缓衰老的功效，对脏腑功能紊乱、消化不良、便秘等症状也有一定的预防作用。

# 顺四时，慎起居

中医认为阳气发源在肾。肾阳是人体一身阳气之本，肾阳又被称为"命门之火"，可以起到充养一身阳气的作用。只有在一年四季都把阳气养好了，身体的能量才会充足。

四季养阳的侧重点是不同的。春季养阳重在养情志；夏天不要贪凉，以免伤害了体内的阳气；秋天自然界的阳气由疏泄趋向收敛、闭藏，在起居方面要合理安排睡眠时间，早睡早起；冬天气温达到最低，寒为阴邪，易伤人体阳气，所以冬天养阳要注意防寒。

总之，顺应自然，依四季气候变化而调整起居规律，养好人体的阳气，健康就不会受到威胁。

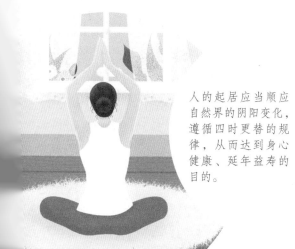

人的起居应当顺应自然界的阴阳变化，遵循四时更替的规律，从而达到身心健康、延年益寿的目的。

## 冬季适宜养肾

肾具有藏精气的功能，在养生方面刚好顺应了冬季的收藏之势，因此冬季适宜养护肾脏。冬季养肾，可通过多种方式进行，如注意保暖，吃一些温热的食物，如韭菜、羊肉、核桃等，还可进行慢跑、瑜伽、太极拳等较为和缓的运动，以增强体质、舒缓心情，有利于肾脏的养护。

# 这些习惯容易伤肾，要远离

生活中的一些习惯会伤害肾脏，这可能与饮食、生活作息以及用药习惯有关。因此，了解这些伤肾习惯，并积极地调整生活，是每个人都要关注的事。

## ⚠ 饮食过咸

在中医看来，五味之中，咸是入肾的。肾需要咸味滋养，咸味可补充肾气，调动肾气。如果咸味摄入不足，肾气就得不到滋养，会导致肾虚。但是如果吃得太咸，则会导致血脉凝聚不通畅，从而使人的面色变黑。盐摄入量过多，会引起高血压，高血压若得不到及时有效的控制，很容易造成肾功能损害，最终发展成尿毒症。所以在饮食中也应注意，不要摄入过咸的食物，否则不仅不补肾，还会伤肾。

过量的食盐会加重肾脏负担，可能会导致水肿。

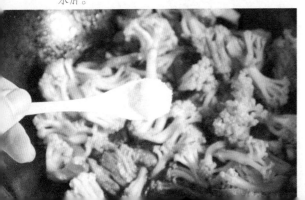

## 如何正确服药

用药剂量要准确，既不能多也不能少。用量少不能控制病情，而用量过大则是一种浪费，而且会发生不良反应，甚至造成中毒或成瘾。

服药一定要遵照医嘱，不能随意更改，比如抗生素 4~6 个小时服用 1 次，这是因为这些药在血液中维持有效治疗浓度的时间是 4~6 个小时，提前或延后服药时间则达不到治疗效果。

## ⚠ 乱服药

药物性肾损害已经成为肾功能衰竭的重要原因，日益受到人们的关注。慢性肾功能衰竭大多数与抗生素有关。一方面是有些抗生素具有肾毒性，可以损伤肾脏；另一方面是肾脏的血流量大，毛细血管表面积大，是药物排泄的主要途径，药物在肾脏中浓度高，容易对肾脏造成直接损害。因此，抗生素与尿毒症的关系应引起重视。